骨质疏松症

名医与您谈疾病丛书

学术顾问◎钟南山　陈灏珠　郭应禄　王陇德

葛均波　张雁灵　陆林

总　主　编◎吴少祯

执行总主编◎夏术阶　李广智

主　编◎冯波

中国健康传媒集团
中国医药科技出版社

内 容 提 要

本书依据最新诊疗指南，结合作者临床经验，对骨质疏松症进行系统介绍。全书包括骨质疏松症的基本知识、病因、症状、诊断与鉴别诊断、中西医治疗方法、饮食营养与预防护理等内容，借此普及骨质疏松症的防治知识，提高大众的防病观念。本书是中老年人防治骨质疏松症的重要参考书，也可供基层医生及老年保健工作者使用。

图书在版编目（CIP）数据

骨质疏松症 / 冯波主编 . —北京：中国医药科技出版社，2021.1
（名医与您谈疾病丛书）
ISBN 978-7-5214-2008-1

Ⅰ . ①骨… Ⅱ . ①冯… Ⅲ . ①骨质疏松—防治—普及读物 Ⅳ . ① R681-49

中国版本图书馆 CIP 数据核字（2020）第 172540 号

美术编辑 陈君杞
版式设计 南博文化

出版 **中国健康传媒集团** | 中国医药科技出版社
地址 北京市海淀区文慧园北路甲 22 号
邮编 100082
电话 发行：010-62227427 邮购：010-62236938
网址 www . cmstp . com
规格 710×1000mm $\frac{1}{16}$
印张 10
字数 147 千字
版次 2021 年 1 月第 1 版
印次 2022 年 6 月第 2 次印刷
印刷 三河市万龙印装有限公司
经销 全国各地新华书店
书号 ISBN 978-7-5214-2008-1
定价 **35.00 元**

获取新书信息、投稿、为图书纠错，请扫码联系我们。

荣 获

◎ 第七届统战系统出版社优秀图书奖

◎ 入选原国家新闻出版广电总局、全国老龄工作委员会
办公室首届向全国老年人推荐优秀出版物名单

◎ 入选全国图书馆 2013 年度好书推选名单

◎ 入选农家书屋重点出版物推荐目录（2015年、2016年）

《名医与您谈疾病丛书》

编委会

出版者的话

党的十八大以来，以习近平同志为核心的党中央把"健康中国"上升为国家战略。十九大报告明确提出"实施健康中国战略"，把人民健康放在优先发展的战略地位，并连续出台了多个文件和方案，《"健康中国2030"规划纲要》中就明确提出，要加大健康教育力度，普及健康科学知识，提高全民健康素养。而提高全民健康素养，有效防治疾病，有赖于知识先导策略，《名医与您谈疾病丛书》的再版，顺应时代潮流，切合民众需求，是响应和践行国家健康发展战略——普及健康科普知识的一次有益尝试，也是健康事业发展中社会治理"大处方"中的一张有效"小处方"。

本次出版是丛书的第三版，丛书前两版出版后，受到广大读者的热烈欢迎，并获得多项省部级奖项。随着新技术的不断发展，许多观念也在不断更新，丛书有必要与时俱进地更新完善。本次修订，精选了44种常见慢性病（有些属于新增病种），病种涉及神经系统疾病、呼吸系统疾病、消化系统疾病、心血管系统疾病、内分泌系统疾病、泌尿系统疾病、皮肤病、风湿类疾病、口腔疾病、精神心理疾病、妇科疾病和男科疾病等，分别从疾病常识、病因、症状表现、诊断与鉴别诊断、治疗和预防保健等方面，进行全方位的解读；写作形式上采用老百姓最喜欢的问答形式，活泼轻松，直击老百姓最关心的健康问题，全面关注患者的需求和疑问；既适用于患者及其家属全面了解疾病，也可供医务工作者向患者介绍病情和相关防治措施。

　　本丛书的编者队伍专业权威，主编都长期活跃在临床一线，其中不乏学科带头人等重量级名家担任主编，七位医学院士及专家（钟南山、陈灏珠、郭应禄、王陇德、葛均波、陆林、张雁灵）担任丛书的学术顾问，确保丛书内容的权威性、专业性和前沿性。本丛书的出版不仅是全体患者的福音，更是推动健康教育事业的有力举措。

　　本丛书立足于对疾病和健康知识的宣传、普及和推广工作，目的是使老百姓全面了解和掌握预防疾病、科学生活的相关知识和技能，希望丛书的出版对于提升全民健康素养，有效防治疾病，起到积极的推动作用。

中国医药科技出版社

2020年6月

前言

　　骨质疏松症是21世纪的流行病，是严重危害人民健康的常见病，也是继糖尿病后备受关注的公共卫生问题。它不仅表现为身体的疼痛，更重要的是因骨折导致的残废和死亡风险明显增加，给家庭和社会增添负担。

　　骨质疏松症是可以预防的，但至今对骨质疏松症的防治仍重视不够，且认识误区较多。为了让普通居民能更好地了解和认识骨质疏松症，同济大学附属东方医院内分泌科的资深临床医师结合自身临床经验和最新的研究成果，用通俗易懂的语言，以提问方式编写了这本书，目的就是让大家认识骨质疏松症，做到早预防、早发现、早治疗，以提高居民的生活质量。

　　本书依据最新版诊疗指南，结合作者临床经验，对骨质疏松症进行系统的介绍。全书分为常识篇、病因篇、症状篇、诊断与鉴别诊断篇、治疗篇、饮食营养篇、预防护理篇共7个篇章，内容涵盖骨质疏松症的基本知识、病因、症状、诊断、中西医治疗方法、饮食营养与预防护理等内容，借此普及骨质疏松症的防治知识，提高大众的防病观念。本书是中老年人防治骨质疏松症的重要参考书，也可供基层医生及老年保健工作者使用。因存在个体差异，凡是书中涉及的药物服用方法仅供参考，须在专业医生指导下用药。

冯波

2020年8月

目录

常识篇

病 因 篇

症状篇

诊断与鉴别诊断篇

治疗篇

西医治疗

中医治疗

饮食营养篇

预防护理篇

常 识 篇

- ◆ 骨的基本结构包括哪些?
- ◆ 骨的基本成分有哪些?
- ◆ 人体骨骼的作用有哪些?
- ◆ 骨骼是怎样代谢的?
- ◆ 骨头中必需的营养物质有哪些?
- ◆ ……

骨的基本结构包括哪些？

骨的基本结构包括：骨膜、骨质和骨髓。

骨膜由纤维结缔组织构成，含有丰富的神经和血管，对骨的营养、再生和感觉有重要作用。骨膜可分为内外两层：外层致密，有许多胶原纤维束穿入骨质，使之固着于骨面；内层疏松，有成骨细胞和破骨细胞，分别具有产生新骨质和破坏骨质的功能。

骨质有骨密质和骨松质两种。前者质地坚硬致密，耐压性较大，分布于骨的表层；后者呈海绵状，由许多片状的骨小梁交织而成，分布于骨的内部。

骨髓填充在骨髓腔和骨松质的空隙内，分为红骨髓和黄骨髓。红骨髓有造血功能。胎儿、幼儿的骨髓基本是红骨髓。成年之后，长骨骨干内的红骨髓逐渐被脂肪组织代替，称黄骨髓，并逐渐失去造血功能，而在椎骨、肋骨、胸骨和股骨的近端松质内，终身都是红骨髓。

骨的基本成分有哪些？

骨的基本成分主要由有机质和无机质组成。有机质主要是骨胶原纤维束和黏多糖蛋白等，构成骨的支架，赋予骨弹性和韧性。无机质主要是碱性磷酸钙，使骨坚硬挺实。两种成分的比例，随年龄的增长而发生变化。幼儿有机质和无机质各占1/2，故弹性较大，柔软，易发生变形，在外力作用下不易骨折或折而不断（称青枝状骨折）。成年人骨有机质和无机质的比例约为3：7，此比例使骨具有很大硬度和一定的弹性，较坚韧。而成人骨的无机质中，磷酸钙占95%，因此钙质占骨骼的65%~70%，是骨的主要成分。

人体骨骼的作用有哪些？

（1）支架功能　骨骼是全身最坚硬的组织，互相联结成一个完整的、坚硬的骨架结构，使身体保持一定的形态和姿势，对人体起着支撑和负重的作用。人之所以能站立、行走、负重和劳动，骨骼起着非常重要的作用，这是人体骨骼功能中最主要的功能。骨骼的支架功能主要是由躯干骨中的脊柱及四肢骨负担，一旦发生骨质疏松症，就会损害这种支架功能，危害人体健康。

（2）保护内脏功能　人体大部分骨骼是按一定方式互相联结而围成一定形状的体腔，以其坚硬的结构保护腔内的各种重要脏器。如头盖骨围成坚硬的颅腔，保护大脑免受外力打击；肋骨和胸椎骨、胸骨等围成桶状的胸腔，保护胸腔内的心脏、肺脏和纵隔中的器官、组织；骨盆骨围成盆腔，保护子宫、膀胱；骨髓腔保护脊髓等。这种保护作用，对于防止内脏重要器官免受外力的打击和伤害是非常重要、不可缺少的。

（3）运动功能　骨骼本身没有主动运动功能，它是在神经支配下的肌肉、韧带和其他软组织的共同作用下，使身体完成各种运动和动作的，如行走、劳动、吃饭等。在完成运动的过程中，骨骼起杠杆作用和支持作用，关节联结起枢纽作用。

（4）参与人体钙、磷代谢　骨内储存大量的钙和磷，骨组织成为机体代谢所需钙、磷的最可靠且永久性的来源，对血液钙、磷浓度起调节作用。当血液中的钙、磷增多时，便转移贮存到骨骼内；血液中钙、磷浓度降低时，骨骼内钙、磷便释放到血液中，以维持血液内钙、磷代谢平衡。因此人们常称骨骼是钙、磷的"储存仓库"。

（5）造血功能　骨骼内的红骨髓是人出生后的人体主要造血器官，具有制造与释放血细胞的作用，维持血液中各种血细胞的生成、发育、释放、死亡和清除的动态平衡，保持人体的正常血循环和生理活动。正是由于人体骨骼的功能，人类才能完成各种活动，正常生活。

骨骼是怎样代谢的？

正常成熟骨的代谢主要以骨重建方式进行。在骨代谢调节激素和局部细胞因子的协调作用下，骨组织不断吸收旧骨，生成新骨。如此周而复始地循环进行，维持着体内骨转换水平的相对稳定。

骨头中必需的营养物质有哪些？

怎样才能让骨头更健康？绝大部分人都会脱口而出："补钙和维生素D。"其实，骨头需要的营养远不止这两种，美国《预防》杂志撰文表示，骨头需要7种营养物质，它们分别从不同角度发挥健骨、壮骨的作用，缺一不可。

（1）骨骼"支撑者"——钙　骨头就像个"钙仓库"，人体99%的钙都储存在骨头里，让骨头保持一定的强度和硬度。人的骨骼是"活"的，当钙摄入不足时，骨骼中的钙就会释放到血液里，以维持血钙浓度，由此导致骨的密度越来越低，骨质越来越疏松，进而易引发骨折、骨质退行性增生或儿童佝偻病。

（2）骨骼"加油站"——维生素D　它能促进肠道钙吸收，减少肾脏钙排泄，就像加油站一样，源源不断地把钙补充到骨骼中去，并促进钙在骨头沉积。如果缺少维生素D，骨头的硬度会降低，形成"软骨症"；幼儿往往颅骨、胸廓发育不全，容易佝偻；孕妇和老人的骨盆、下肢等处骨骼力量则会减退。正常人维生素D由皮肤经阳光照射而合成，长期不晒太阳者，易导致维生素D生成不足，这时候就应人为补充维生素D。

（3）骨骼"混凝土"——蛋白质　骨骼中，22%的成分都是蛋白质，主要是胶原蛋白。有了蛋白质，人的骨头才能像混凝土一样，硬而不脆，有韧性，经得起外力的冲击。蛋白质中的氨基酸和多肽有利于钙的吸收。如果长期蛋白质摄入不足，不仅人的新骨形成落后，还容易导致骨质疏松。有研究发现，不爱吃肉、豆制品，长期缺少蛋白质的人，容易发生髋骨骨折。

（4）骨骼"保卫者"——镁　人体60%~65%的镁存在于骨骼中。在新骨的形成中，镁起到重要作用。骨骼中镁的含量虽然少，可一旦缺乏，会让骨头变脆，更易断裂。长期缺镁，还会引发维生素D缺乏，影响骨骼健康。

（5）骨骼"稳定剂"——钾　人体每个细胞都含有钾元素，骨骼也不例外。它的主要作用是维持酸碱平衡，参与能量代谢和神经肌肉的正常功能，这对于骨骼的生长和代谢是必不可少的。钾能够防止钙流失，使骨骼更硬朗。

（6）骨骼"添加剂"——维生素K　就像食物需要一定的添加剂一样，骨头需要维生素K来激活骨骼中一种非常重要的蛋白质——骨钙素，从而提高骨骼的抗折能力。哈佛大学研究表明，如果女性维生素K摄入较低，就会增加骨质疏松和股骨骨折的危险。荷兰研究则发现，补充维生素K能促进儿童骨骼健康，减少关节炎的发生。

（7）骨骼"清道夫"——维生素B_{12}　维生素B_{12}是唯一含有矿物质磷的维生素，对维持骨骼硬度起着重要作用。它能清除血液中的高半胱氨酸，保护骨骼，防止因为高半胱氨酸过多导致的骨质疏松，甚至是髋骨骨折。

骨头的生长过程是怎样的？

骨头，早在胎龄两个月时就开始形成。此后不断生长，女子到16岁左右骨头才停止生长，男子则长到18岁左右，但骨头的强度和钙量仍会不断增加，直到35岁左右才停止。在人的大半生中，骨头不断改造，骨组织不断耗损和补充。

在胎儿时期，骨头的形成方式有两种。颅顶的骨头是在结缔组织膜里开始生长的，其间大多始于"雏型"软骨。雏型软骨与真骨相似，只是比较柔软，宜于快速生长，最终被真骨替代。雏型软骨是逐渐被骨组织替代的。长骨的替代过程由骨干中心和骨的两端开始，最终在骨干和两端之间留下一层薄薄的软骨，称为生长板。

另外，骨生长发育受各种激素的影响，男性的雄激素睾酮和女性雌激素均可促进骨生长。随年龄增长身体性激素水平下降，骨量会逐渐减少，这在男性表现相对缓慢，而在女性这种变化表现得比较明显，特别是在绝经后，雌激素水平显著下降，而丧失了对骨骼的保护作用，因此老年人尤其是老年女性易出现骨质疏松。正是这个缘故，每个个体要尽可能地在青壮年时积累较高的骨量，这可减轻增龄而导致的骨量丢失。

骨头的质量好坏取决于什么？

骨是一种器官，支撑着我们的整个身体，骨骼的健康至关重要。骨头的质量好坏取决于骨强度和骨微结构的完整性。简单的说，每根骨头的成分基本相似：包含水分、有机物和无机盐。无机成分中钙盐是其主要成分，钙提供骨骼的硬度和压力，因此骨质坚硬。有机基质中胶原蛋白中的胶原纤维提供支撑和张力，使骨具有韧性。通俗的说法：骨头的硬度和韧性决定了骨的质量。

骨头的坚硬度取决于什么？

骨骼是人体的"支架"，所以它的组织特别坚硬。骨由有机物和无机物组成，有机物主要是骨胶蛋白，使骨柔韧、具有弹性；无机物主要是钙盐，使骨硬脆。成年人骨的有机物约1/3，无机物约2/3，骨既坚固又有弹性；儿童少年期骨的有机物多于1/3，无机物少于2/3，骨的弹性大，硬度小，因此，骨的坚硬度取决于骨内有机物与无机物含量的比例。

骨量的丢失与获得是什么意思？

骨量是指单位体积内骨组织、骨矿物质（钙、磷等）和骨基质（骨胶原、蛋白质等）的含量。骨量代表骨骼健康的情况，与遗传、营养、运动、日照、保健都有关系。

在人的生长过程中，人的骨骼总体呈现"正常—减少—疏松"的态势，其中，90%的骨量在20岁以前获得，20岁以后的10年中，骨骼不再生长，但骨量仍然缓慢增加，在35岁左右全身及局部骨骼单位体积的骨量达到峰值，人们称之为峰值骨量。峰值骨量就如同人体内的"骨银行"，年轻时峰值骨量越高，相当于在"银行"中的"储蓄"越多，可供人们日后消耗的骨量就越多。中年后，骨量开始丢失，随年龄的增加骨量减少，包括骨矿物质的减少。骨量的丢失不仅仅是钙盐的丢失，还包括骨胶原蛋白的流失，长久会造成骨质疏松。

怎样才能增加骨量？

骨量的增加不仅仅是补充钙能实现的。胶原蛋白就像骨骼中的一张充满小洞的网，它会牢牢地留住就要流失的钙质。没有这张充满小洞的网，即便是补充了过量的钙，也会白白地流失掉。而且胶原蛋白的特征氨基酸——羟基脯氨酸是血浆中运输钙到骨细胞的工具。补钙同时补充胶原蛋白，才能达到增加骨量的目的。

影响骨代谢的内分泌因素有哪些？

有很多内分泌因素影响骨代谢，如：甲状旁腺素、降钙素、甲状腺素、生长激素、雌激素、雄激素、皮质醇等。

（1）甲状旁腺素（PTH）：主要作用是调节钙磷代谢，使血钙增高，血磷降低，维持组织液中的钙离子于恒定水平。PTH对骨组织的作用是激活骨细胞、破骨细胞和成骨细胞，加强骨更新或骨改建过程。长期高水平的PTH导致骨钙流失过多，出现骨质疏松。例如甲状旁腺瘤会导致患者体内合成、分泌过多的PTH而进一步导致患者骨质疏松，出现非暴力性骨折。

（2）降钙素（CT）：CT是甲状腺滤泡周围的细胞分泌的一种多肽，主要作用是通过抑制骨吸收、降低血钙，维持钙平衡。CT对破骨细胞的骨吸收呈直接抑制作用，而对骨形成则无明显影响。

（3）甲状腺激素（T3、T4）：可使骨吸收和骨形成均增强，而以骨吸收更为明显；增加钙、磷的转换率，促进其从尿和粪便排泄。

（4）生长激素：生长激素能促进蛋白质合成和软骨及骨的生成，从而促进全身生长发育。生长激素缺乏时，会影响身高。

（5）雌激素：雌激素能刺激成骨细胞合成骨基质，如水平下降，则成骨细胞活性减弱、骨形成减少。正常时，雌激素可拮抗PTH的骨吸收作用，降低骨组织对PTH骨吸收作用的敏感性。绝经后如不给予雌激素替代治疗常发生骨质疏松。

（6）雄激素：雄激素受体的多少与成骨细胞的数量有关。刺激骨髓基质细胞表面的雄激素受体可抑制破骨细胞在骨髓腔的分化。雄激素不仅抑制破骨细胞的发生，而且通过刺激骨膜促进皮质骨的形成。

（7）糖皮质激素：糖皮质激素对骨和矿物质代谢有明显作用。体内此激素过多（如库欣综合征或长期使用糖皮质激者）可引起骨质疏松，可能与其增加骨吸收和减少骨形成有关。

（8）前列腺素：前列腺素是具有多种功能的调节因子，对骨形成和骨吸收既有刺激作用，又有抑制作用，具体发挥哪一种作用视其作用的微环境及作用于骨形成或骨吸收过程的哪一环节而定。

维生素A对骨代谢有何作用？

维生素A对成骨细胞和破骨细胞的活动具有协调平衡的作用，在骨代谢过程中保持骨形成和骨吸收的正常进行。当维生素A严重缺乏时，骨的形成和吸收活动失调，成骨细胞活力下降，导致骨改建失调，骨骼畸形生长，在幼儿期可引起颅骨生长畸形、脑发育不良、颅与脑容量不协调。如维生素A服用过多可引起中毒，会出现严重的头痛、多磷性皮炎、肝脾肿大、恶心、呕吐、腹泻。对骨代谢的影响是骨器官过早停止造骨，骨干及骨肌腱钙化严重，骨密度增加等。

磷对骨代谢有什么影响？

骨是体内磷元素的最大储库。在人的一生中，骨始终进行着代谢更新，通过成骨作用和破骨作用不断与细胞外液进行磷元素交换。在骨骼生长时，血中磷盐与钙沉积于骨组织，构成骨盐；在骨骼更新时，骨盐溶解，骨中磷元素释放入血。因此，体内磷元素的含量与骨代谢是相互影响、相互平衡的。

镁对骨代谢有什么影响？

镁元素占骨骼矿物质含量的0.5%~1%，它既可以通过参与骨代谢调节的激素和因子来影响矿物质和基质的代谢，也可以作用于骨本身。镁缺乏对骨代谢产生不利影响。低镁会导致成骨细胞数量减少和细胞活性降低，进而引起骨生长停止、骨质疏松、骨脆性增加。高镁对骨代谢也会产生不利影响，有研究表明，高镁会明显抑制成骨细胞矿物基质的沉积，降低成骨细胞分化标志物－碱性磷酸酶活性，从而导致成骨细胞活性降低。

锌对骨代谢有什么影响？

锌是维持机体正常生理功能和机体内环境正常生化代谢所必需的微量元素。在骨代谢过程中，锌元素缺乏可引起骨的生长迟缓，适量补锌可以促进骨的生长及钙化。锌元素的缺乏与骨质疏松的相互关系目前已经得到证实。

氟对骨代谢有什么影响？

氟是人体必需微量元素，对骨质生长和矿化也是必需的。少量的氟能促进成骨细胞的增加，刺激成骨细胞的活性，有利于钙、磷在骨内沉积，促进骨质的形成，增强骨骼的强度硬度。体内缺乏氟时，成骨细胞活性降低，磷灰石溶解性增加，稳定性降低，导致骨质疏松症。氟过量可破坏骨组织中的磷灰石结晶结构，使骨硬化，骨力学性能降低，并有可能发生骨膜、肌腱和韧带等软组织的钙化。同时过量的氟还可抑制成骨细胞内某些与糖代谢有关的酶的活性，使骨质代谢发生障碍。

成年后骨代谢有何不同？

成年以后，随着年龄增长，骨密度逐年下降并伴有骨微结构的紊乱和破坏，当骨丢失到一定程度时，骨质量显著下降，易发生错位甚至断裂，骨皮质变薄，脆性增加，直至发生骨折。

什么是骨质疏松症？

骨质疏松症英文是Osteoporosis，意思就是多孔的骨骼，是一种以骨量低下、骨微结构破坏，导致骨脆性增加，易发生骨折为特征的全身性骨病。如果把我们全身的骨骼比喻为一座钢筋混凝土的大厦，骨质疏松就好比是大厦支撑结构的钢筋发生了软化、混凝土结构出现了流失，从而造成大楼支撑结构的承重能力下降，在受到轻微的外力如刮风、低等级地震这些情况下，大楼局部很容易发生坍塌。这种情况就是我们所说的骨质疏松。

骨质疏松症的发病情况如何？

骨质疏松症是一种常见病、多发病。我国50~60岁的妇女约30%患有绝经后骨质疏松症，60岁以上妇女的患病率约为30%~50%，老年男性的骨质疏松症患病率约20%~30%。

骨质疏松症的高危人群有哪些？

骨质疏松症是常见的一种骨代谢性疾病，也是威胁老年人健康的一大困扰，如今骨质疏松症也呈现了年轻化的趋势，对于疾病"防胜于治"，我们一定要做好骨质疏松的预防，那么哪些人容易出现骨质疏松的症状呢？

（1）天生偏瘦或骨架较小者。骨架较小的人罹患骨质疏松症的年龄会更早。人们在20~25岁时骨密度达到峰值，从30~40岁开始下降。建议30多岁时最应注意增强骨骼健康，具体措施包括：多吃奶制品等富钙食物，多进行跑步和跳跃等冲击力较大的运动。40多岁时，继续保持饮食营养，增加钙镁和维生素D，多做力量训练。力量训练有助于预防骨质流失。

（2）吸烟者。多项研究表明吸烟会降低骨质密度。成年期经常吸烟的人骨质疏松症发病率更高。研究发现，无论什么年龄戒烟，都会使骨骼受益。但是戒烟越早越好。

（3）每天饮酒超过250ml的人。研究发现，酒精容易导致骨骼变脆，因为酒精会导致骨骼中钙、镁等矿物质流失。饮酒越多，危险就越大。饮酒对女性骨骼的影响比男性更大。为了保护骨骼，务必减少饮酒量或戒酒，以茶或温牛奶加蜂蜜取而代之。

（4）由于乳糖不耐受等原因而不喝牛奶者。牛奶是最佳壮骨食物，补充钙质十分关键，维生素D强化牛奶更好。经常饮用牛奶和维生素D及钙镁等矿物质强化的豆奶，有助于增强骨质，防止骨质疏松。

（5）出现饮食紊乱症的人。厌食症是骨质疏松症的一盏警示红灯。过度减肥不仅容易降低女性激素水平，导致月经紊乱，还会直接影响到女性骨骼健康。厌食症或暴食症患者应及时治疗，恢复正常饮食习惯。另外还应确保经常饮用牛奶，补充钙镁维D补剂，以保证骨骼和牙齿健康。

（6）月经紊乱或闭经早的女性。女性月经紊乱或提早闭经多为雌激素水平偏低导致。而雌激素偏低会直接导致骨质流失。因此发现月经不规则应及时就医。

（7）有家庭亲属在50岁前或绝经前罹患骨质疏松症。家族史也是骨质疏松症的一大重要信号。如果家族中有骨折病史、姿势不良、身高缩短等问题，那么你发生骨质疏松的危险就相对更大。

（8）白人或亚洲人、女性及50岁以上人群。3种危险因素中占有1种，则骨质减少的危险性增加；若3种全有，那么骨折的危险性会大增。60岁以上的人群更应当心，因为骨质减少的危险会随着年龄增加而增大。专家表示，75岁以上女性中，骨折发病率高达90%。50岁以上人群应测骨密度，发现问题及时治疗。

（9）长期服用某些药物。长期服用肾上腺皮质激素类药物会扰乱激素水平，导致骨骼中钙、维生素D等营养物质的流失。克罗恩病、狼疮或类风湿关节炎患者罹患骨质疏松症的危险更大。女性患者尤其需要引起高度重视。甲状腺素和抗抑郁药也容易导致骨质流失。服用这些药物时，务必高度关注骨密度变化情况，必要时在医生的指导下服用双磷酸盐类等增强骨密度的药物。

（10）近两年发生过一次以上骨折，或者发生过异常严重的骨折。不少患者是在手臂、脚踝等处发生骨折时发现自己有骨量减少问题。发现或怀疑有骨质减少问题，应去医院接受双能X线吸收法测定骨密度。该测定结果有助于医生判断骨折危险。

骨质疏松症如何分类？

骨质疏松有两种类型，一种为原发性，另一种为继发性。

（1）原发性骨质疏松　包括三型：第一型是女性绝经后发生的骨质疏松，又称为原发性骨质疏松Ⅰ型；第二型一般指70岁以后发生的骨质疏松，又称为老年骨质疏松症或原发性骨质疏松Ⅱ型；第三型主要是发生在青少年的不明原因的骨质疏松，又称为特发性骨质疏松。

（2）继发性骨质疏松　往往由疾病或药物等因素造成，影响了骨的代谢，使骨量减少，骨结构受到破坏，脆性增加。

什么是绝经后骨质疏松症？

绝经后骨质疏松症（PMO）是一种与衰老有关的常见病，主要发生在绝经后妇女，由于雌激素缺乏导致骨量减少及骨组织结构变化，使骨脆性增加，易于骨折，以及由骨折引起疼痛、骨骼变形、出现合并症等，严重影响老年人的身体健康和生活质量，甚至缩短寿命。

什么是老年性骨质疏松症？

老年性骨质疏松症是老年人的一种常见病，一种全身性骨病。主要是骨量低和骨的微细结构有破坏，导致骨的脆性增加和容易发生骨折。骨组织的矿物质和骨基质均有减少。女性较男性多见，常见于绝经后妇女和老年人，在轻微外伤或无外伤的情况下都容易发生骨折，尤其75岁以上的妇女骨折发生率高达80%以上。

什么是失用性骨质疏松症？

失用性骨质疏松症是由于运动能力受限或功能障碍而引起肢体骨矿含量减少所致的骨质疏松症。这种因疾病或外伤而继发的骨质疏松症给患者带来很多的麻烦，如疼痛、易发生骨折、肢体功能障碍等。

骨质疏松症会遗传给下一代吗？

母亲患有骨质疏松症，女儿患脆骨病的发病率会很高，所以她们也更有可能骨折、驼背、弯腰等。抗维生素D佝偻病、软骨发育不全等病造成的骨质疏松会遗传给下一代。遗传性成骨不全造成的骨质疏松也是有遗传倾向的。

发生骨质疏松时骨结构会发生变化吗？

发生骨质疏松时骨骼内单位体积的骨量减少，骨组织的显微结构发生改变，成骨细胞活动受限，破骨细胞活动活跃，骨细胞减少，骨的结构变得疏松，使骨组织的正常负载功能减弱。

发生骨质疏松时骨的代谢会发生变化吗？

我们身体中的骨骼每时每刻都在新生和溶解。在骨代谢的过程中，每天都有一定量的骨组织被吸收，又有相当数量的骨组织合成，两者保持着动态的平衡。该过程的顺序一般认为是：激活→骨吸收→骨形成。首先，参与骨吸收的破骨细胞大量被激活，破骨细胞将基质溶解，并把骨中的钙移出，形成骨吸收；随后在骨吸收表面上的成骨细胞合成非矿化的骨基质，钙、磷结晶逐渐沉积在骨基质中，形成骨组织。

当骨吸收大于骨形成时，可出现骨丢失，发生骨质疏松。

病因篇

- ◆ 缺乏钙为什么会引起骨质疏松？
- ◆ 维生素D缺乏会引起骨质疏松吗？
- ◆ 维生素C缺乏与骨质疏松有关系吗？
- ◆ 甲状旁腺素与骨质疏松有关系吗？
- ◆ 雌激素缺乏会引起骨质疏松吗？
- ◆ ……

缺乏钙为什么会引起骨质疏松？

钙是骨的基本组成成分，当体内缺钙时，沉积在骨基质中的钙就会减少，从而影响骨的矿化，进而影响骨形成，易发生骨质疏松。

维生素D缺乏会引起骨质疏松吗？

会。维生素D通过以下几个方面促进钙质吸收：①促进肠道对钙磷的吸收；②动员骨中的钙和磷作为生成新骨的原料；③作用于肾小管，促进钙及磷重吸收。因此维生素D缺乏会影响钙磷的吸收，进而引起骨质疏松。

维生素C缺乏与骨质疏松有关系吗？

维生素C参与骨胶原代谢，促使成骨细胞合成胶原纤维，促进骨基质的合成。当维生素C缺乏时，其合成与分泌速度大为减慢。维生素C缺乏还导致氨基酸多糖含量的减少，也影响到胶原纤维的形成。维生素C缺乏时，临床上常出牙齿松动、骨骼脆弱易折等症状。

甲状旁腺素与骨质疏松有关系吗？

有。甲状旁腺素促进骨的吸收，维持机体的钙、磷平衡。如果甲状旁腺素水平较高，则会增加骨钙动员，使骨中的钙大量释放入血，致使血钙升高，而骨量减少，从而导致骨质疏松的发生。

雌激素缺乏会引起骨质疏松吗？

会。雌激素缺乏使破骨细胞功能增强，更易发生骨质疏松。这是绝经女性骨质疏松发生的主要原因。

雄激素缺乏会引起骨质疏松吗？

会。雄激素通过成骨细胞表面雄激素受体对骨细胞代谢进行直接调控，对男性正常骨骼生长、代谢、骨量维持起重要调节作用。中老年男子在雄激素水平下降的同时，骨密度也随之下降。

过量饮用咖啡为何会引起骨质疏松？

过量咖啡导致骨质疏松的原因主要在于咖啡因的利尿作用。饮用咖啡后，饮用者的尿量将明显增加，于是钾、镁、维生素 B 族等多种重要营养素，就会随着尿液流出体外而损失。同时，咖啡因会促进尿钙排泄，打乱人体的钙平衡，导致身体不得不动用骨钙，最终带来骨质疏松的恶果。

饮酒过量会引起骨质疏松吗？

会。酒精会抑制骨细胞的正常代谢。人体中酒精过量时，会使破坏的骨质大于形成的骨质，骨质开始流失，骨头就会过早地陷入"入不敷出"的境地而出现骨质疏松的情况。此外，嗜酒者骨细胞活动受抑制，会妨碍钙、镁的吸收和利用，这也是诱发和加重骨质疏松的重要原因。

运动量少为什么易患骨质疏松？

运动、日光照射、重力负荷因素与骨量多少、骨质疏松症的发生有密切关系。运动时，通过神经内分泌调节保证骨骼有充分的矿物营养，使全身和局部骨钙含量增加；运动还可以保持对骨骼一定的机械刺激，刺激成骨细胞的活性，增加骨的形成，运动锻炼还可使绝经期妇女的雌激素分泌轻度增加。相反，运动量少的人群则易患骨质疏松。

骨质疏松症与体内的蛋白质有什么关系？

作为三大营养物质之一，蛋白质对于机体的重要生理作用毋庸置疑。然而长久以来，在骨质疏松症的发生和防治中，针对蛋白质作用的研究结论并不一致：

一方面，蛋白质是构成骨骼有机基质的基础原料，长期缺乏蛋白质可导致血浆蛋白水平降低，造成骨基质蛋白质合成不足及新骨形成落后，不利于骨健康；且蛋白质可以提高肌肉的质量和力量，这对骨骼具有重要保护作用，因为肌肉收缩对骨骼具有牵拉作用，它作为刺激信号能增加骨的建设，防止骨钙的丢失；同时蛋白质可增加胰岛素样生长因子-1（IGF-1）水平。IGF-1能减少骨胶原退化，增加骨质沉积，促进成骨细胞分化、成熟，刺激骨矿化，促进骨生长。另一方面，有研究显示高蛋白摄入可降低肠道对钙的吸收，并可动员骨钙入血，同时使尿钙丢失增多，又易导致骨质疏松症。

目前多主张适量蛋白质摄入以降低骨折风险，低蛋白质饮食及过量摄入蛋白质均不可取。

每日蛋白质的摄入应达每公斤体重1.0~1.2g，且应保证蛋白质在三餐中的均衡摄入，即每餐20~25g优质蛋白（例如来源于奶制品中的蛋白质）。

老年人为什么容易发生骨质疏松症？

一直以来，我们都在说中老年人是骨质疏松的高发人群。那么，为什么中老年人容易出现骨质疏松呢？这主要跟中老年人身体日渐衰弱，营养摄入不足有关系。下面来具体了解一下：

（1）营养因素。由于老年人食欲差，肠道吸收功能也不好，因此蛋白质、维生素C、维生素D和钙等物质供应不足，影响骨的生长。

（2）内分泌因素。人老了，性腺功能低下，性激素分泌减少，影响了骨的生长。

（3）缺乏运动和足够的阳光照射，老年人闲居室内时间长，缺乏活动。

以上的三点，就是中老年人容易出现骨质疏松的原因，因此老年人可以针对这些病因，积极预防骨质疏松的发生。

女性为什么比男性容易得骨质疏松症？

男性和女性在生理上的差别，使男女患骨质疏松的情况产生差异。首先，在体格上女性相对男性而言要矮小些，全骨的骨含量也较男性低20%左右。男性由于雄性激素在55岁以后才开始缓慢减退，加之男性青春期骨的含量比女性高，因此，男性和女性在大致相同的年龄开始骨量减退，而骨含量的基础却不一样。女性由于绝经的因素雌激素水平下降加快了骨量丢失速度，从而使女性较男性要早出现骨质疏松症，且发病率比男性要高出2~6倍，程度也重得多。其次，男性骨转换率也明显高于女性，其新骨生成及损伤修复的能力均高于女性，发生骨折的机会也相对要少。统计表明，男性一生中要丢失自身15%~45%的松质骨和5%~15%的皮质骨，而女性则丢失35%~50%的松质骨及2%~30%的皮质骨。

为什么女性绝经后是骨质疏松症高发期？

女性体内的骨量明显和雌性激素的水平有关。雌性激素分泌旺盛的青春期少女，骨量明显增加，其中松质骨可增加15%，皮质骨可增加9%。女性在青春期后的骨丢失率与男性的大致相同，但在围绝经期时，女性的卵巢功能开始减退，一直到功能消失——绝经，雌性激素分泌急速下降，骨基质蛋白合成减少，骨骼中成骨细胞的活性降低，骨形成减少，同时还可使骨骼对甲状旁腺激素的敏感性增加，从而加速了骨量的丢失。

女性进入中老年后，如果饮食中钙的摄入量减少，蛋白质的摄入量不足，使体内骨骼代谢所需要的钙量及蛋白质减少，加之运动量相对减少，日照不足，降低了对骨骼和肌肉应有的刺激，极易引起骨质疏松症。由于绝经期女性每年将丢失2%~3%的骨量，其骨质流失的速度会达到同龄男性的两倍，因而绝经期女性高发骨质疏松症。

妊娠期女性为什么会患骨质疏松症？

女性在妊娠期容易发生骨量的流失，骨矿物质含量下降，出现骨质疏松症。妊娠期女性骨矿物质含量下降的主要原因有以下几点：

（1）营养因素：孕妇骨质疏松的原因主要是钙、磷、蛋白质、微量元素（氟、镁、锌）、维生素C、维生素D等的缺乏。

（2）缺少活动：由于怀孕身体笨重、变懒，因而缺乏运动。而运动、日光照射、重力负荷因素与骨量多少相关。

（3）免疫功能：免疫功能对骨重建有调节作用，因此免疫功能改变与骨质疏松症发生也有关系。而妊娠期间女性免疫力降低，导致发生骨质疏松症。

（4）气候与环境因素：气候的变化影响人体的骨代谢及其营养状况，长期气候的不适宜也是导致孕妇骨质疏松的原因，突然的气候变化也会加重骨质疏松症。

青年人也会得骨质疏松症吗？

我们一直都认为骨质疏松只是老年人的专利，与年轻人无缘，但在快步伐强竞争的现代社会，年轻人也逐渐被这"老年病"所"青睐"。骨质疏松症的危险因素分为固有因素与非固有因素。固有因素有人种（白种人和黄种人患病的危险高于黑人）、老龄、女性绝经、母系家族史等；非固有因素有低体重、性激素水平低下、吸烟、过度饮酒、饮过多咖啡、体力活动缺乏、饮食中营养失衡、蛋白质过多或不足、高钠饮食、钙和（或）维生素D缺乏（光照少或摄入少）、有影响骨代谢的疾病和应用影响骨代谢药物等。年轻人尤其女性的骨质疏松大多数是非固有因素所致：节食减肥，为美白远离阳光，经常不规律睡眠，长期加班熬夜、开夜车，长期饮用咖啡、碳酸饮料，及吸烟、饮酒等不良生活习惯，都可能会影响钙质吸收与体内雌激素水平等。

哪类人群易得骨质疏松症？

（1）酗酒者。酗酒可导致骨密度降低，使成骨细胞功能受抑制，抑制人骨生长因子，使睾酮水平下降，易导致骨质疏松和骨折。

（2）喜欢高盐饮食的人。高盐饮食也是骨松症的高危险因素，因为钠排出同时也加速尿钙排泄，从而导致骨丢失。

（3）长期偏食的人。长期偏食会致钙、蛋白质等营养素的缺乏，导致骨基质蛋白合成不足。

（4）长期缺乏运动者。足不出门，长时间打电脑、看电视，缺乏运动者，也易患骨质疏松症。适量运动，尤其是负重运动，可以增加骨峰值，减少及延缓骨量丢失。运动可提高雌激素和睾酮水平，使钙的吸收和利用增加，肌肉发达则骨粗壮，骨密度高。

（5）吸烟者。吸烟的人骨量丢失率约为正常人的1.5~2倍。吸烟可使肠钙吸收减少、促进骨吸收、增加尿钙排泄、抑制骨形成。烟有抗雌激素作用，使女性吸烟者过早绝经，引起骨吸收、骨量丢失，增加骨折风险。

吸烟为什么会引起骨质疏松？

吸烟被认为是引发骨质疏松症的五大高危因素之一。无论男女，吸烟多均可致人体骨量减少，使其易患骨质疏松，这种影响是缓慢的，在成年后或老年期才表现出来。每天吸烟20支，可使椎骨骨矿密度每10年减少2%。吸烟致人体骨量减少的原因有以下几点：①香烟中的烟碱可以抑制成骨细胞增殖，使成骨作用减弱；②烟碱直接或间接刺激破骨细胞，使其溶骨作用增强，骨吸收量增加，骨量减少；③促进雌激素的分解；④降低血清睾酮水平。这些最终导致骨量减少。

成年人牙齿松动为什么要警惕骨质疏松症？

牙齿与身体是一种难舍难分的亲密关系，相互影响，互为映照，就像广告语说的："牙好，身体就好。吃嘛嘛香，身体倍棒！"而反之，身体不适，牙齿也会有所反应。台前表象：牙齿松动；幕后解读：骨质疏松。发生牙齿松动的大多是中年人，这个年龄段的人，骨骼的状态开始走下坡路，骨密度也越来越低。牙齿松动脱落的主要原因是牙槽骨的不坚固，全身骨质疏松情况严重。发生这种情况往往没有很好的补救办法。

人体哪些部位容易发生骨质疏松所致的脆性骨折？

骨质疏松症是一种以骨量低下，骨微结构损坏，导致骨脆性增加，易发生骨折为特征的全身性骨代谢性疾病。它不仅仅包含了钙、磷等无机物的丢失，同时也涵盖了骨骼有机物的缺乏，其本质是骨基质的不足，因而骨质量和骨密度均下降，使得患者很容易发生脆性骨折。

骨质疏松症的早期征兆并不明显，人们常常不能意识到它的存在，随着骨量丢失的进一步发展，可出现全身性的骨痛、身高缩短、驼背和呼吸障碍等，而最为严重的结果就是患者易发生脆性骨折。脆性骨折即轻微外力即发生的骨折，常累及髋部、脊柱和腕关节，所以脊柱、髋关节和桡骨远端是骨质疏松患者常见的骨折部位。

（1）脊柱骨折　最常见于脊柱的胸腰段，即第12胸椎和第1腰椎。此部位受力最大因而也最容易发生骨折。该部位骨折主要表现为腰背部疼痛，直立或行走困难，局部有明显压痛。脊柱X线片可明确诊断。

（2）桡骨远端骨折　骨折的原因是人在摔倒时，会保护性地用手支撑地面。当手掌接触地面的瞬间，力量经过手掌传导至桡骨远端，从而引起桡骨远端骨折。骨折后患者手腕部有明显疼痛及肿胀，手指有时活动受限，腕部呈"锅铲样"或"枪刺样"畸形。X线片可以明确诊断。

（3）髋关节骨折　主要是股骨颈骨折和粗隆间骨折。常因为老年人行走时不慎摔倒，膝关节部位直接着地，或在摔倒过程中下肢扭转所致。股骨颈骨折和粗隆间骨折的共同特点是骨折肢体出现短缩、外旋畸形，骨折者不能站立或行走。X线片可以明确诊断。

不同人种患骨质疏松症的比率有区别吗？

不同人种的骨量存在显著差别，骨密度以黑种人最高。据流行病学调查显示：骨折发生率以白种人最高，亚洲人种居中，以黑种人最低。显然，影响骨量或骨质量的遗传背景在不同人种之间存在显著差别，总体来说，白种人和黄种人患骨质疏松症的危险高于黑种人。

水质与骨质疏松症有什么联系？

关于水质对骨质疏松的影响，目前有研究指出如果过多饮用磁化水，会加强钙离子流失，使骨质疏松的情况更加严重，因此不建议过多饮用。喝纯净水不会导致骨质疏松。

关于氟，氟化物是骨形成的有效刺激物，可以增加椎体和髋部骨密度，降低椎体骨折发生率，饮用水中氟浓度控制在1mg/L时，骨质疏松症髋部骨折的发生率会明显减少。

常喝汽水者比不喝汽水者的骨折发生高出两倍。常喝可乐者骨质疏松发病率更高，由于可乐中含有大量的磷酸盐，会干扰到骨质的形成，因此，可乐影响骨质健康。

为什么头发早白者容易得骨质疏松症？

人体所有的代谢产物及遗传基因都能从头发中反映出来，头发的主要成分为角质蛋白，角质蛋白的代谢产物排泄速度极为缓慢。人体代谢的一些成分，一旦被固定在其中，就不易排出或吸收，这就使头发具有了记录和保存生命信息的动态变化。40岁前头发已有一半变白者，进入老年后，罹患骨质疏松症的可能比一般人要高出4倍之多。这可能是由于"头发早白"和"骨质疏松"都受同一缺陷基因控制所致。

先天禀赋不足，后天精气易亏，如因用力过度，或房事太甚，均可导致肾中精气亏损，阴液不足，须发不荣而头发过早地变白。如隋代巢元方《诸病源候论》说："肾气弱则骨髓枯竭，故发变白也。"《医学入门》也说："因房劳损发易白。"肾阴亏损致早白者，多见于中年人，亦可见于青少年。中医认为"发为血之余"，"肾主骨，其华在发"，头发早白其实是营养欠佳、过度劳累导致。过早白发可能也与遗传、忧伤、焦急、情绪紧张、缺铜有关。

长期卧床的人为什么易患骨质疏松症？

负重和运动对骨的生长和再建是一种十分有效的机械刺激，肌肉收缩对骨的机械刺激和维持骨矿物质含量是最有效的。骨质疏松患者骨骼的发育和骨量的多少与运动密切相关。人卧床后双下肢、躯干骨处于完全不负重状态，且四肢及躯干运动量明显减少，肌肉收缩量及幅度减少，对骨的刺激和应力减少，如果不进行被动运动训练，则骨骼完全处于无负荷、无应激刺激状态，骨量就会逐渐减少。研究发现，脊柱骨在卧床情况下更易丢失骨量，卧床36周即可丢失20%~40%。

甲状腺功能亢进症会引起骨质疏松吗？

甲状腺功能亢进症（简称甲亢）引起骨质疏松的病理机制尚不清楚，可能与下列因素有关。

（1）高骨转换。甲状腺激素升高可致破骨细胞和成骨细胞活性均增加，但由于破骨细胞活性占主导，结果导致骨量丢失，即甲亢所造成的骨质疏松源自高骨转换。研究发现甲亢患者的血清碱性磷酸酶、骨钙素和I型前胶原氨基末端前肽水平增加，提示甲亢时成骨细胞活性增强；同时，血I型胶原交联羧基末端肽水平明显升高，尿钙、尿吡啶啉和脱氧吡啶啉排泄均增加，说明甲亢同时伴有过度骨吸收，导致高骨转换性骨质疏松。

（2）负钙平衡。甲亢患者处于高代谢状态，代谢亢进促进蛋白质分解排泄，亦消耗钙、磷、镁等元素，使之呈负平衡状态。高尿钙在甲亢患者中非常常见，同时肠内钙吸收减少，粪便钙排出增加，导致钙的负平衡。机体为维持正常血钙浓度，动员骨钙入血，造成骨吸收增加。

因此甲亢时，促进骨吸收的多种细胞因子水平升高，多种因素共同作用使得破骨细胞分化因子表达增加，从而诱导破骨细胞分化成熟，导致骨吸收增加，从而导致骨质疏松。

甲状腺功能减退会引起骨质疏松吗？

甲状腺功能低下（简称甲减）是指由于不同原因引起甲状腺激素缺乏所引起的临床综合征。女性甲减较男性多见，且随年龄增加，其患病率逐渐上升。甲减时肌肉乏力、疼痛、萎缩，食欲下降、腹胀，甲状腺激素减少可以造成骨形成和骨吸收减少，引起骨质疏松，此时可伴骨痛，受寒后症状可加重。

甲状旁腺功能亢进患者为什么要预防骨质疏松症？

甲状旁腺功能亢进时，分泌过多的甲状旁腺激素，使骨吸收加剧，骨破坏增加，基本上都有不同程度的骨痛症状，尤其是腰腿部更明显，轻则容易劳累，重者行走困难，甚至不能站立。X线检查或CT检查常可见明显的骨质疏松，甚至有明显的骨质破坏，酷似骨肿瘤，有的患者甚至为此被误开刀手术治疗。长期存在甲状旁腺功能亢进时不仅加重骨质疏松，还可导致纤维性骨炎，这类患者常有明显身体变矮，肢体畸形等，此病患者在做轻微运动或碰撞时就可发生骨折，也就是医学上讲的病理性骨折，如果发生在椎体则有瘫痪风险。

糖尿病患者为什么易得骨质疏松症？

作为当下最常见的内分泌代谢性疾病，糖尿病除了存在糖、蛋白质、脂肪的代谢紊乱，也会引起钙质流失和骨代谢的异常。糖尿病患者之所以比健康人更容易发生骨质疏松症，归纳起来主要有以下几方面的原因：

（1）糖尿病患者不仅可以通过尿液排出大量的葡萄糖，还有大量的钙、磷等矿物质也会从尿中流失，加之糖尿病患者需要严格地控制饮食，所以此时该病患者若不注意钙的补充，则容易导致缺钙。而低血钙又可引起继发性甲状旁腺功能亢进，使患者的甲状旁腺素（PTH）分泌增多，而这种甲状旁腺素可刺激破骨细胞，导致骨质脱钙及骨质疏松。

（2）成骨细胞表面有胰岛素受体，胰岛素可调节成骨细胞的生理功能。由于糖尿病患者的体内都绝对或相对缺乏胰岛素，所以其成骨细胞的功能也会减弱。另外，糖尿病患者由于缺乏胰岛素还会使骨胶原蛋白的合成不足，使骨基质减少，导致骨骼中钙的沉积不足，从而可加重骨质疏松。

（3）糖尿病患者并发肾功能损害时，其肾脏内的la-羟化酶的数量及活性也会降低，这会使其体内活性维生素D的合成减少，从而影响其肠道对钙的吸收。

（4）许多糖尿病患者都会并发性腺功能减退，而性激素（如雌激素、睾酮等）的缺乏又会加重骨质疏松。

（5）糖尿病患者合并微血管及神经病变时，会使其骨骼的营养供给受到影响，从而可使其出现骨骼营养障碍和骨质疏松。

什么是糖皮质激素性骨质疏松症？

糖皮质激素性骨质疏松症（GIOP）是一种因内源或外源糖皮质激素所致的，以骨强度下降、骨折风险性增加为特征的代谢性骨病，为最常见的继发性骨质疏松症，在所有骨质疏松中其发病率仅次于绝经后骨质疏松及老年性骨质疏松而居第三位。多项研究显示，对患者用糖皮质激素治疗数周后，骨量开始流失，最初数个月内的骨量丢失迅速，每年可达5%~15%，而长期接受糖皮质激素（GC）治疗（1年以上）的患者骨质疏松发生率可达30%~50%。同时，随着临床上大量激素的应用，糖皮质激素性股骨头坏死（SANFH）发病率逐年增高，而SANFH一旦出现就不可逆转，致残率极高。因此，有效防治GIOP是现代医学亟待解决的重要问题。

GIOP的发病机制有以下几方面：①直接损害成骨细胞、骨细胞和破骨细胞功能，骨形成减少，骨吸收增多；但与一般骨质疏松症不同的是GIOP以骨形成缺陷为主。②骨重建功能减退，骨微损伤后修复能力下降，骨脆性增加，易发生骨折和骨坏死。③PTH分泌过多，引起继发性甲状旁腺功能亢进症。④GC直接或间接拮抗性腺功能，抑制性腺激素、生长激素（GH）和IGF-1的骨形成作用。⑤GC引起肌肉萎缩和肌无力，骨骼的应力负荷降低。⑥肠吸收和肾小管重吸收的钙减少，出现负钙平衡是促进继发性甲状旁腺功能亢进的因素。

慢性肾病并发骨质疏松症的原因有哪些？

引起慢性肾功能衰竭的各种肾脏疾病都可能导致骨质疏松症。例如，慢性肾小球肾炎、慢性肾盂肾炎、肾病综合征、肾动脉硬化、肾结核、多囊肾、肾盂积水及肾萎缩等。在慢性肾脏病（chronic kidney disease，CKD）进程中，人体的矿物质及骨状态发生了明显变化，这种变化即是人们所熟知的"慢性肾病相关性矿物质及骨代谢紊乱"。研究发现，在肾小球滤过率（glomerular filtration rate，GFR）<60ml/min的CKD患者中，75%~100%的患者

存在骨骼疾病，包括骨质疏松、骨软化、纤维性骨炎、肾性佝偻病、骨硬化、骨滑脱、骨畸形、骨再生障碍和病理性骨折等。终末期肾脏疾病（end stage renal disease，ESRD），骨质流失进一步加剧，表现出不同程度的骨量减少和骨质疏松，这是导致脆性骨折最常见的原因。ESRD时，几乎所有的患者可出现不同程度的骨痛、骨折和心血管钙化等症状。

慢性肾病相关的骨骼疾病可导致患者骨质疏松症及骨折风险增加，具体原因如下：

首先，肾脏不仅是重要的排泄器官，而且是一个重要的内分泌器官，能够合成和分泌某些重要的激素，维持人体内环境的稳定。肾脏的功能之一是产生活性维生素D，以确保骨骼的强壮和健康。肾脏患有疾病后，尤其是慢性肾功能衰竭时，会严重地影响活性维生素D的生成，从而降低骨骼钙的吸收和利用，最终骨骼缺钙而引发骨病。

其次，由于肾脏患者的肾功能出现了问题，多余的磷就会存留在血液中；在高磷低钙的情况下，患者体内就会产生大量的甲状旁腺激素，而甲状旁腺激素影响血液中钙磷的分布，可从骨质中释放大量的钙，以维持血液中钙磷的平衡，致使骨骼中大量的钙丢失而缺钙，变得脆弱疏松。

另外，慢性肾功能衰竭中晚期患者由于消化功能的紊乱，肠道对钙的吸收减少，导致钙的摄入障碍，影响骨骼的形成，也参与骨质疏松症的发生。

因此，CKD患者因肾功能降低而出现骨代谢异常，包括骨转化、矿化、骨容量、骨骼线性生长及骨强度等方面的变化。

胃肠疾病能引起骨质疏松吗？

胃肠疾病时由于饮食限制，多种营养物质摄入减少，使钙、磷等营养摄入不足，另外从肠道内吸收钙磷的功能也发生障碍，钙、维生素D的吸收减少，最终导致骨质疏松。

慢性肝病并发骨质疏松症的原因有哪些？

慢性肝病是发生骨质疏松的危险因素之一，其中以原发性胆汁性肝硬化、酒精性肝硬化、慢性乙型肝炎、肝炎后肝硬化最为常见。肝炎后肝硬化并发骨质疏松的发病率为20%~53%，原发性胆汁性肝硬化并发骨质疏松的发病率则在15%~56%。慢性肝病并发骨质疏松症的可能原因有：

（1）慢性肝病晚期患者骨吸收增加，骨形成下降；

（2）维生素D和钙代谢异常：慢性肝病使内源性维生素D在肝脏转换成活性的25-OH-维生素D减少，从而影响肠道的钙吸收，使血钙水平下降，同时骨吸收增加，导致骨质疏松；

（3）炎症介质对破骨细胞和成骨细胞活性的影响；

（4）慢性肝病使性腺功能减退，对骨吸收和形成的调控作用减弱；

（5）治疗某些肝病所使用皮质激素的影响；

（6）其他因素：维生素K缺乏、毒物积累、缺乏活动、吸烟、酗酒等不良生活方式、日照不足、遗传因素等。

类风湿关节炎会出现骨质疏松吗？

类风湿关节炎是由自身免疫紊乱引起的，侵犯全身许多组织，是以关节及其周围组织慢性炎症性病变为主要表现的常见的全身性疾病。一旦患上类风湿关节炎，骨质疏松症即可出现，其骨密度与疾病的活动度呈正相关。类风湿性关节患者发生骨折的危险明显升高。类风湿关节炎引起骨质疏松症为骨再建异常和继发性骨转换过高，是由化学介质作用引起骨代谢障碍，是由免疫系统异常、激素的应用、性激素水平的异常等多方面原因综合促成的，使骨修复能力下降，骨吸收多于骨形成而导致的骨质疏松症。

类风湿关节炎引起骨质疏松症的因素有多种，机体生理活动减少、骨膜炎、皮质激素、内分泌环境变化、性激素代谢等是主要的危险因素。

（1）类风湿关节炎的患者因其关节疼痛、关节功能障碍，使患者关节活动减少，周围肌肉受到的刺激减少，直接或间接引起骨量减少。

（2）关节周围的骨膜等软组织的肿胀，可严重阻碍血运，使得关节供血障碍，而使骨营养不良，出现骨质疏松症。

（3）类风湿关节炎本身病变使患处长期疼痛，在治疗时大多数患者服用一些如泼尼松、地塞米松等激素类药物，若长期大量服用此类药物，久而久之会使人体对钙吸收减少，尿中钙的排泄量增加，导致骨矿代谢障碍而发生骨质疏松症。

（4）类风湿关节炎的发病年龄一般在50岁左右，以女性多见，尤其女性在此年龄绝经者，雌激素分泌减少，性腺功能低下，从而导致骨生成不足而发生骨质疏松症。

（5）随着类风湿关节炎病情程度加重，使得患者户外活动减少，心理受到强大的压力，也是引起骨质疏松症的原因之一。

（6）类风湿关节炎导致全身性骨质疏松症的最关键因素是免疫。免疫功能异常可引起骨形成及骨吸收的失衡，继而发生骨质疏松症。

类风湿关节炎引起的骨质疏松症有何特点？

类风湿关节炎引起的骨质疏松症状主要包括类风湿关节炎的症状和骨质疏松的症状。

（1）类风湿关节炎表现：患者往往有近端指间关节的菱形变、疼痛、僵硬、畸形，甚至关节强直，局部肌肉的萎缩；也可因韧带、关节囊等关节周围组织的破坏和瘢痕形成而出现尺侧的半脱位；也可出现近端指间关节屈曲形成纽扣样畸形，或近端指间关节过伸，远端指间关节屈曲的天鹅颈样畸形。

（2）骨质疏松表现：类风湿关节炎引起的骨质疏松可分为近关节性骨质疏松和全身性骨质疏松。近关节性骨质疏松在病变早期即可出现，主要表现为关节部位的疼痛，一般不会导致骨折机会的增加；而全身性的骨质疏松则表现为骨折机会的增加，往往在年龄上低于一般原发性骨质疏松的常见年龄，轻度的外伤即可发生骨折。根据骨折部位的不同，可表现出不同的临床表现。

骨转移瘤为何会引起骨质疏松症？

骨转移瘤是原发于其他脏器的恶性肿瘤，经血循环或淋巴系统等途径转移到骨骼继续生长的继发性肿瘤。

骨转移瘤引起骨质疏松的病因，除与肿瘤患者的饮食、活动障碍、年龄和情绪等因素有关外，还与原发肿瘤的部位、病理类型、内分泌功能紊乱和钙磷代谢失常有关。骨和身体其他器官一样，是具有生命的细胞组织，每时每刻都在不断地进行骨的新生和吸收。骨转移瘤患者常出现成骨细胞及破骨细胞活动异常，尤以破骨细胞活动加快为主，从而使骨质吸收增多，致骨量丢失而出现骨质疏松。肿瘤患者出现骨转移时骨钙分解较多，致使骨质密度降低，而血钙升高，同时肿瘤本身亦产生升高血钙的体液因子，出现高钙血症。此外，血磷减少，使骨吸收加速，进一步加重骨质疏松。骨转移瘤引起骨质疏松症的治疗，常需在局部治疗的同时，根据原发病灶而采取相应的抗肿瘤治疗，以缓解疼痛，控制病理性骨折及局部病灶的发展，改善全身功能，减少痛苦，提高生存质量为目的。

多发性骨髓瘤为什么会发生骨质疏松？

多发性骨髓瘤是浆细胞在骨髓内恶性增殖伴单克隆免疫球蛋白产生为特征的一种克隆性血液病。主要表现为骨髓瘤细胞增生、浸润和破坏骨组织及髓外其他组织，出现骨痛、病理性骨折、出血、贫血、感染、高钙血症、肾脏病变、高黏血症等症状。多见于中老年人，但近年有年轻化趋势，甚至有些患者发病年龄在30岁以下。它发病隐匿，容易被当成骨质疏松和类风湿疾病治疗，该病的初诊误诊率达50%以上。这是因为骨髓瘤细胞分泌破骨细胞活性因子而激活破骨细胞，使骨质溶解、破坏而导致骨痛。骨痛部位多发生在腰骶部，其次为胸肋骨和四肢长骨。由于瘤细胞对骨质的破坏，会引起全身广泛性骨质疏松，很容易出现全身多发性骨折。

偏瘫患者为什么会发生骨质疏松？

偏瘫患者发生的骨质疏松属于继发性骨质疏松，是运动功能障碍患者常见的并发症，对人体危害较大，能引起一系列症状并易导致骨折，且预后较差。有报道指出一般人被动卧床3周即可引发骨量丢失。偏瘫患者因中枢神经系统损伤导致半身运动及感觉障碍，成为诱发患侧骨质疏松的促发因素。年龄≥60岁、病程长、体重指数低及日常生活自理程度低的偏瘫患者易患骨质疏松。

抗癫痫药为何会引起骨质疏松？

苯妥英钠、苯巴比妥等抗癫痫药能影响消化道对钙的吸收，引起骨质疏松。长期服用抗癫痫药的患者，应在用药3~4个月后，开始补充维生素D和钙剂。而长期服用某些抗癫痫药物的患者，药物在体内代谢过程中对某些代谢酶类及激素水平也有较大影响，从而影响骨质代谢，促进骨质疏松的发生。

抗结核药为何会引起骨质疏松？

抗结核药最大的副作用可对肝脏造成损害，引起肝细胞坏死、肝功能不全。体内活性维生素D的转化需在肝脏进行，其代谢途径发生障碍，从而影响活性维生素D的形成，进一步影响肠道对钙的吸收，使骨形成和骨吸收的动态平衡受到破坏，骨吸收相对大于骨形成，导致骨质疏松。

老年患者人工关节置换术与骨质疏松的关系是怎样的？

老年人由于患有不同程度的骨质疏松症，骨折就更不易愈合。老年人常见的骨折有Colles（克雷氏）骨折、肱骨颈骨折、股骨颈骨折、股骨粗隆间骨折和脊柱压缩性骨折，其中致残率最高的是股骨颈骨折。对于准备进行人工髋关节置换手术的患者，在排除其他相关干扰因素后，应尽快手术，避免长期制动所带来的局部失用性骨质疏松；应尽量选取与股骨髓腔相匹配的假体，并尽可能地减少术中对股骨近端骨质的破坏，减少医源性骨缺损的发生，减少髋关节翻修的可能。当失用性骨质疏松同时合并妇女绝经后或老年性骨质疏松时，假体松动的风险将进一步增高。所以在髋关节置换术后，应早期行积极的抗骨质疏松干预，并尽可能早地进行功能锻炼，以减弱因骨质疏松症所增高的髋关节翻修的可能性。

减肥不当为什么会造成骨质疏松症？

身体的骨质密度与体重有着密切的联系，为了支撑身体，体型肥胖的人的骨骼受到自身压力影响，骨骼自然较结实，而体重过轻者就不需要如此结实的骨骼。不少女士在减肥的时候，往往选择极端的节食减肥方法，以期望达到快速减肥的目的。但因为不适当的饮食习惯，导致身体每日所需的钙质不能得到吸收，因此导致骨质流失，最终出现骨质疏松等问题。

症状篇

- ◆ 得了骨质疏松症会有哪些症状和体征?
- ◆ 骨质疏松症患者为什么会出现疼痛?
- ◆ 骨质疏松症导致的疼痛有何特点?
- ◆ 为什么骨质疏松症患者最常出现腰背痛?
- ◆ 骨质疏松症患者为什么会出现脆性骨折?
- ◆ ……

得了骨质疏松症会有哪些症状和体征？

疼痛、脊柱变形和发生脆性骨折是骨质疏松症最典型的三大临床表现。但许多骨质疏松症患者早期常没有明显的症状，往往在骨折发生后经X线或骨密度检查时才发现已有骨质疏松。由于原发性骨质疏松症多发生在老年人群，出现腰背痛的症状时很容易被忽视，导致骨质疏松早期不易被诊断。

脊柱变形是骨质疏松的常见体征，患者可有身高变矮、驼背，或者由于脆性骨折导致活动受限。

骨质疏松症患者为什么会出现疼痛？

疼痛是骨质疏松的常见表现。骨质疏松可导致骨的微结构破坏，因此骨的正常结构会发生相应的改变，如骨质增生、骨折等，导致患者疼痛。脊柱变形是骨质疏松的重要信号，也是引起疼痛的主要原因之一。

骨质疏松症最为常见的临床症状是不同程度、不同部位的骨骼及关节疼痛，多无关节红肿变形，而常伴有腰腿乏力，双下肢抽筋，弯腰、翻身、下蹲、行走等活动困难或受限制。

骨质疏松引起疼痛的原因可归纳为以下几个方面：

（1）破骨细胞溶骨所致：破骨细胞功能亢进，骨量快速丢失是骨质疏松重要的病理改变，这种疼痛通常在下半夜或凌晨时发生，骨丢失越快，骨量越低，骨痛越明显。

（2）机械应力造成骨微结构破坏：骨质疏松时骨微细结构病变显著，轻微外力即可造成其结构的破坏，即骨质疏松患者日常最多见的腰背痛，其与活动程度及负重关系明显。

（3）骨骼变形所致肌肉疼痛：与体位关系密切，最典型的是翻身痛、起坐痛和某种体位的静息痛。近来的研究认为肌肉因素和骨质疏松疼痛及骨折有很重要的关系。

（4）低骨量全身衰竭：多见于重症骨质疏松患者。表现为长期卧床出现的全身疼痛。

从以上原因可以看出骨质疏松疼痛是由多因素造成的，单一原因的改善是无法根本缓解骨质疏松性骨骼疼痛的。

骨质疏松症导致的疼痛有何特点？

患者可有腰背疼痛或周身骨骼疼痛，多于搬拎重物时疼痛加重，或者活动受到限制，严重时翻身、起坐及行走都有困难。骨质疏松所致的疼痛程度多为中等以上程度的疼痛，有些患者表现为腰背部炸裂样灼痛。一旦有这些疼痛症状，需要想到骨质疏松症的可能。

骨质疏松的程度与疼痛程度不一定一致。脆性骨折往往是严重骨质疏松的表现，由其所造成的疼痛是剧烈的。但是严重的骨质疏松患者，如未发生骨折，有时可无明显疼痛。

为什么骨质疏松症患者最常出现腰背痛？

骨质疏松症患者的疼痛多发生在承重较多的骨骼，而脊柱是人体的重要支撑结构，因此骨质疏松最容易影响的是脊柱，腰背痛就成为最常见的症状。由于脊柱骨质疏松，可使椎体结构出现变化，发生椎间盘突出的概率增加，一旦椎间盘突出，压迫神经，可导致腰背酸痛。此外，严重的骨质疏松可导致椎体的压缩性骨折，产生剧烈的疼痛，有相当一部分患者因为椎体压缩性骨折才被诊断为骨质疏松。

骨质疏松症患者为什么会出现脆性骨折？

骨质疏松的核心是骨强度的下降，因此骨质疏松可导致骨折的风险增加。脆性骨折不同于我们通常所说的受外伤导致的骨折，它是指在受到轻微外力的作用下发生的骨折。一般情况下，大多数人受到这种外力的时候是不发生骨折的。比如，胳膊被行人撞了一下发生的骨折、站立式跌倒、坐在板凳上速度过快时发生的腰椎压缩性骨折，甚至有些严重骨质疏松的患者在剧烈咳嗽时引发的肋骨骨折等等，这些都是脆性骨折。而发生过一次脆性骨折后，再次发生骨折的风险明显增加。出现脆性骨折是骨质疏松的严重后果，因此一旦发生，则可确诊骨质疏松。

骨质疏松性骨折有何特点？

骨质疏松性骨折是一种渐进性的全身性骨骼疾病，早期可无症状，或出现轻微腰部酸胀痛、全身乏力等症状。随着病情进展可表现出：

（1）无菌性骨坏死，类似痛风性关节炎。特别是有转移性钙化，如钙盐沉积在关节周围时可出现关节不适、疼痛、僵硬及关节坏死。

（2）骨生长迟缓、骨骼畸形、身高变矮。骨骼畸形如驼背鸡胸、杵状指、O型腿、头颅增大、上下颌骨前突，椎体压缩性骨折使身高缩短。

（3）骨痛、骨折。骨痛常呈持续性进行性，疼痛部位多样，可全身或局部，通常在负重或位置改变时加重，骨痛进一步加重可使患者劳动力逐步丧失。骨痛通常不会引起体征改变，但严重骨痛常提示骨折的发生，骨折常表现椎骨和管状骨骨折，也可表现为肋骨骨折。

骨质疏松症患者为何易出现胸腰椎压缩性骨折？

骨质疏松性骨折的常见部位是负重的骨骼，如脊柱、髋部和前臂远端。脊柱是人体的重要支撑结构，因此骨质疏松最容易影响的是脊柱，其中胸腰椎是脊柱的重要支撑部位，故而成为压缩性骨折的常见部位。脊柱脆性骨折多发于胸椎和腰椎，因此骨质疏松症患者的常见疼痛部位以腰背部为主。其他部位如髋部、桡骨、尺骨远端和肱骨近端也是骨质疏松患者骨折的好发部位。

脊柱压缩性骨折患者会出现哪些症状？

脊柱压缩性骨折可引起严重的腰背部疼痛。除此之外，胸椎压缩性骨折会导致胸廓畸形，影响心肺功能，可以出现胸闷、气短的表现；腰椎压缩性骨折可能会改变腹部解剖结构，导致便秘、腹痛、腹胀、食欲减低和过早饱胀感等。

脊柱压缩性骨折有何临床特点？

脊柱压缩性骨折在部分患者可以仅表现为腰背酸痛而被忽略，而有些患者则为严重骨质疏松的首发症状。

临床特点：

（1）患者高龄，全身健康状况衰退，合并症如心脑血管病、糖尿病、呼吸系统病变与肾功能减退等发生较多。

（2）患者免疫功能低下，机体代偿功能较差，骨折及外科干预性治疗的并发症发生率高，增加了治疗的复杂性与风险性。

（3）骨质量差，粉碎性骨折多见，不易达到牢固的固定。

（4）骨折愈合时间迟缓，负重时间延迟，患者的体能与肢体功能康复均较缓慢。

（5）再次发生骨折的概率较高。

骨质疏松并发髋部骨折有何临床特点？

骨质疏松导致的髋部骨折包括股骨颈骨折和股骨转子间骨折，具有以下临床特点：

①死亡率高：由于患者年龄高，常伴随多种老年疾病，伤后容易发生肺炎、泌尿系感染、压疮、下肢静脉血栓等并发症，死亡率高。

②骨坏死率及不愈合率高：股骨颈囊内骨折由于解剖上的原因，骨折

部位承受的扭转及剪切应力大，影响骨折复位的稳定性；又由于股骨头血供的特殊性，骨折不愈合率高，骨折后股骨头缺血，还可造成股骨头缺血性坏死，其发生率为20%~40%。

③致畸致残率高：髋部转子间骨折常留有髋内翻、下肢外旋、缩短等畸形，从而影响下肢功能，其发生率高达50%。

④康复缓慢：高龄患者由于体能恢复差，对康复和护理有较高的要求。

骨质疏松症会并发桡尺骨远端骨折吗？

桡尺骨远端骨折是骨质疏松症并发骨折的第三大常见部位。老年人骨质疏松性桡尺骨远端骨折多为粉碎性骨折，且累及关节面，骨折愈合后易残留畸形，常造成腕关节和手指功能障碍。

甲状腺功能亢进引起的骨质疏松症有何临床特点？

甲状腺功能亢进症（又称甲亢）是临床最常见的内分泌代谢疾病，由于其分泌甲状腺激素过多，导致高代谢和神经、心血管等系统兴奋性增高，有近半数患者发生骨矿代谢紊乱和骨质疏松症。甲亢是引起继发性骨质疏松的常见内分泌疾病之一。严重和持久的甲亢必然会导致骨质疏松症。患者甲亢的病程越长，骨密度越低。

甲状腺激素是正常骨代谢所必需的，骨组织的软骨细胞、成骨细胞中存在大量的甲状腺激素的受体，故甲状腺激素会影响骨代谢。而甲亢可使骨转换周期缩短至正常人的一半，骨转换（骨吸收和骨形成）增加，其净效应是骨吸收增加，引起骨质疏松和骨折。未经治疗、病程长的甲状腺毒症出现骨质疏松症和骨折风险增加。

甲亢导致骨量的丢失主要出现在皮质骨。甲亢患者骨密度显著减少主要见于促甲状腺激素（TSH）显著低于正常的患者。这部分患者除具有甲亢的症状、体征外，早期可仅有骨密度降低及骨吸收的生化表现，无明显临床症状。后期可出现骨质疏松的症状、体征，表现为乏力、周身骨痛，尤以负重骨骼为著，如下肢骨、骨盆、腰椎骨等，负重与登楼梯时疼痛明显加重。严重者活动受到明显限制，可有不同程度的肌肉萎缩，甚至出现脊柱压缩性骨折，身高缩短，胸廓畸形。畸形者多为肢端粗厚，尤其严重者，可致两踝畸变。骨骼X线表现多有不同程度均一稀疏改变及骨小梁稀少，少数严重者见纤维囊性骨炎或肢体远端Chacord改变。掌骨可见不规则花边状或近似针状的骨膜新骨，长骨干中段变粗，呈梭形。实验室表现中，代表骨形成的指标、代表破骨细胞功能的指标和代表骨吸收的指标均增高。

甲状腺功能低下并发骨质疏松症有何临床表现？

甲状腺功能减退（又称甲减）性骨质疏松是一种低转换（骨更新率减慢，骨矿化减慢）的骨代谢疾病。由于甲状腺激素分泌减少，刺激甲状旁腺素分泌增加，导致成骨细胞活性受到抑制。同时降钙素水平降低，抑制骨吸收的能力下降，因而导致骨质疏松。

这类患者临床有甲减的表现：患者畏寒，无力，表情淡漠，反应迟钝，面色苍白，浮肿，体重增加，鼻翼增大，唇厚，舌大，皮肤淡黄、少汗、粗厚、缺乏弹性，非指凹性水肿，指甲脆而易裂，毛发稀疏，声音嘶哑，心悸、气短、心动过缓，心界扩大，记忆力、理解力和计算力减弱，食欲减退，腹胀满，便秘，性功能改变等。同时伴有骨质疏松的表现：患者腰背痛，骨痛，无力，全身肌肉酸痛，尤以晨起和冬季为重。

甲状旁腺功能亢进性骨质疏松症有何临床表现？

甲状旁腺功能亢进分为原发性和继发性两种。原发性甲状旁腺功能亢进是由甲状旁腺本身病变：如腺瘤、增生、腺癌所导致的甲状旁腺激素分泌过多引起的钙、磷代谢失常性疾病，常伴有骨吸收过度的骨病；继发性甲状旁腺功能亢进多由于体内存在刺激甲状旁腺的因素，特别是血钙过低和血磷过高，腺体受到刺激，分泌过多的甲状旁腺激素。

甲状旁腺功能亢进患者的骨骼病变较严重且广泛，以骨吸收增加为主，多数合并骨质疏松。甲状旁腺功能亢进患者早期可出现骨痛，主要位于腰背部、髋部、肋骨、四肢等部位，局部可有压痛。后期表现为纤维囊性骨炎，可出现骨骼畸形与病理性骨折，身材变矮，行走困难，甚至卧床不起。部分患者可出现骨囊肿，表现为局部骨质隆起。可有多发性骨折，牙槽骨吸收等改变。骨质疏松以胸椎、腰椎及掌骨、肋骨最为显著。骨骼X线摄片有骨膜下骨皮质吸收、囊肿样变化，多发性骨折或畸形等。实验室检查有高钙血症、低磷血症、血清碱性磷酸酶增高、尿钙增高。结合血钙测定，血甲状旁腺激素升高同时伴有高钙血症是诊断原发性甲状旁腺功能亢进的金标准。

约40%以上的甲状旁腺功能亢进患者X线片可见骨骼异常改变。主要有骨质疏松、骨质软化、骨质硬化、骨膜下吸收及骨骼囊性变等。另外，本病可累及关节，出现关节面骨质侵蚀样改变。骨质疏松表现为广泛性骨密度减低，骨小梁稀少，骨皮质变薄，严重者骨密度减低后与周围软组织密度相似，并可继发骨折。

骨质软化X线特征为骨结构特别是松质骨结构模糊不清。成人主要为骨骼变形及假骨折。骨骼变形主要见于下肢承重的管状骨及椎体。假骨折多见于耻骨、坐骨、股骨及锁骨，其X线特征为与骨皮质相垂直的带状低密度影，椎体骨质软化可出现双凹变形。儿童多于尺桡骨远端、股骨和胫骨两端，出现干骺端呈杯口样变形及毛刷样改变，有时可同时伴有干骺端骨折。

骨质硬化多见于合并肾性骨病患者。脊椎硬化在其侧位X线片可见椎体上下终板区带状致密影，与其相间椎体中部的相对低密度影共同形成"橄榄衫"或"鱼骨状"影像；颅板硬化增厚使板障间隙消失，并可伴有多发的"棉团"样改变。

骨膜下骨质吸收X线特征为骨皮质外侧边缘粗糙、模糊不清，或不规则缺损，常见于双手指骨，并以指骨骨外膜下骨质吸收最具有特异性，但这并不是本病的早期X线征象，双手掌骨、牙周膜、尺骨远端、锁骨、胫骨近端及肋骨等处可见骨质吸收。另外，尚可见到皮质内骨质吸收、骨内膜下骨质吸收及关节软骨板下骨质吸收。

骨骼囊性改变为纤维囊性骨炎所致，多见于四肢管状骨，皮质和髓质均可受累。如囊肿内含棕色液体，即所谓的"棕色瘤"。X线表现为偏心性、囊状溶骨性破坏，边界清晰锐利，囊内可见分隔。

糖尿病并发骨质疏松症有哪些临床表现？

糖尿病伴骨质疏松症患者，一般无明显临床症状。糖尿病性骨质疏松症的患者除了糖尿病本身和并发症的症状外，随骨质疏松症病情加重，则可逐渐出现无力，全身酸痛，腰、背部痛，胸痛，关节肿痛，肌肉萎缩，行动迟缓或受限。有些骨质疏松症严重者在稍遇外力时即发生骨折。

检查可见：

（1）糖尿病发病3个月以后血及骨中骨钙素显著降低。

（2）通过24小时尿钙、尿羟脯氨酸的测定，或空腹羟脯氨酸与肌酐的比值均可了解尿钙及骨胶原丢失的情况。多半可发现高尿钙、高尿磷、高羟脯氨酸/肌酐。

（3）抽血一般可发现血钙、血磷水平正常，甲状旁腺素水平、碱性磷酸酶升高。

（4）糖尿病合并骨质疏松症时，骨皮质变薄，骨小梁细而疏，呈栅状垂直排列，骨密度减低，骨量减少，骨质吸收呈毛玻璃状，极易发生骨畸形及病理性骨折。

类风湿关节炎并发骨质疏松症有哪些临床表现？

类风湿关节炎（RA）是最常见的一种关节炎，是最主要的致残性疾病之一。其中，破坏患者骨关节是其致残的主要原因。骨关节受损主要表现为骨侵蚀以及关节周围和全身的骨质疏松，随着病程的发展导致椎体或非椎体骨折的危险增加。放射线上关节周围的骨质疏松和侵蚀损害（囊性变）

是RA诊断的重要标准之一。

RA患者存在两种形式的骨质疏松，一种为局部和区域性的，主要表现为近关节面周边及关节邻近骨的骨量丢失，目前常以手及前臂的骨密度（BMD）表示；另一种为全身性的骨质疏松，常用腰椎及股骨颈的BMD代表。RA患者中此两种骨质疏松同时存在。与绝经后骨质疏松不同，RA并发的骨质疏松相对来说脊柱骨质丢失较少，而外周关节骨丢失明显。病程长、疾病重、消瘦与全身性骨质疏松有关。

RA患者掌骨骨密度的下降在RA早期最为明显，而随着时间的推移，掌骨密度的下降逐渐减慢。而随着疾病活动程度的增加，红细胞沉降率的上升，掌骨骨密度的下降幅度明显加快。

RA所引起的骨质疏松，对于不同性别患者不同部位的骨骼的影响并不完全相同：女性RA患者中，四肢骨（股骨颈、髋骨）的骨密度下降明显，而躯干骨（腰椎2~4）的骨密度较正常人相比较低；男性RA患者，不管是四肢骨还是躯干骨，其骨密度下降都十分明显。

骨质疏松症对心血管有什么影响？

随着年龄增长，骨质疏松症与心血管疾病的发病率呈直线上升趋势。骨质疏松症是以骨量减少、骨的微观结构退变为特征，导致骨的脆性增加而容易发生骨折的一种全身性代谢性骨骼疾病。心血管疾病主要为动脉硬化导致的循环系统疾病，其中包括冠心病、高血压病、高脂血症、充血性心力衰竭等。近年来，已有多项研究显示伴随着骨代谢异常的骨质疏松症患者常伴随其他老年性疾病，特别是心血管病变，它们两者发病的很多风险因素是一样的。多项流行病学研究结果显示，无论是在男性还是女性人群中，骨质疏松症与心血管疾病存在明显的相关性。国内外均有研究显示，将骨密度作为心血管事件的发生和死亡的危险因素，相比传统的危险因素如高脂血症、吸烟等更能预测病变的发展，而心血管疾病的危险因素，如高血压、糖尿病、高同型半胱氨酸血症、氧化应激等均已证实与骨密度下降有关。越来越多的证据也显示，骨质疏松症可能与心血管疾病的病理生理机制相似。早期动脉粥样硬化患者的血管中出现血管的钙化，其发生与心脑血管疾病的进展密切相关。血管钙化是骨形成的另一种形式，是在动脉血管壁上形成了骨骼样的物质，其危害是造成血管动脉硬化、血管狭窄，极易导致心肌梗死和卒中。

骨质疏松症对肺部和胃肠道有什么影响？

根据对肺部感染患者和胃肠道患者的抽样检测表明，58%和64%的患者都患有不同程度的骨质疏松症，尤其是60岁以上的老年人群，因患骨质疏松症而引发的肺部感染性疾病和胃肠道疾病，都超过了75%。骨质疏松症已不仅仅是骨质上的疾病，其对肺部和胃肠道的危害更深。

骨质疏松引起胸、腰椎等骨头压缩，所以脊柱后弯，胸骨畸形，从而使肺活量和最大换气量减少。在上楼和大量运动的时候，如果明显感觉自己呼吸困难、气喘、气短时应该及时就医，因为这可能是骨质疏松的征象，严重时可导致脊椎骨脆弱，卧床不起，进而引发肺部感染。另外骨质疏松症使椎体骨畸形，腹部受压，会引发胃肠道疾病；若压迫相应的脊神经可产生四肢放射痛、双下肢感觉运动障碍、肋间神经痛、胸骨后疼痛（类似心绞痛），也可出现上腹痛（类似急腹症）。若压迫脊髓、马尾还会影响膀胱、直肠功能。

骨质疏松症对肩关节周围炎有什么影响？

肩关节周围炎简称肩周炎，不是由骨质疏松引起的，是受凉刺激所致的关节粘连，也是一种可以自愈的疾病，主要表现是肩关节活动受限和肩关节疼痛。肩周炎多发于50岁左右，而这一年龄段的人群内分泌功能紊乱，性腺功能低下，激素失调，较易发生骨代谢障碍而引起骨质疏松症。肩周炎时由于肩关节周围软组织广泛粘连，使肩关节活动障碍，肌肉收缩减少，从而影响骨形成，出现骨量减少而发生肩部骨质疏松症；另外粘连会导致局部血运障碍，引起骨营养障碍而发生骨质疏松症。因肩关节疼痛影响全身运动，故其又是全身骨质疏松症的危险因素。骨质疏松症又加重肩关节周围炎。

骨质疏松症为何使呼吸功能下降？

骨质疏松症是可以导致呼吸功能下降的。有的人会问，呼吸和骨质疏松症是风马牛不相及的两个事情吧，其实不是这样的，骨质疏松引起胸椎、腰椎等骨头压缩，所以脊柱后弯，胸骨畸形，从而使肺活量和最大换气量减少。当一个骨质疏松的患者，在上楼和大量运动的时候，明显感觉自己呼吸困难，气喘、气短时应该及时就医，因为这极可能是骨质疏松的征象，表明其脊椎骨和胸骨存在严重的变形，需要药物如钙剂等治疗。同时，患者需配合一些行为运动，例如每天坚持扩胸运动、两个小时的户外运动等等。

经常腰酸背痛是得了骨质疏松症吗？

日常生活中，经常腰酸背痛预示着你可能已经被骨质疏松"缠上"，多见于原发性骨质疏松症患者。站立或久坐后疼痛加剧，坐下或躺下后疼痛减轻；日间疼痛轻，夜间和清晨重；弯腰、肌肉运动、咳嗽、大便用力时疼痛加重。和腰椎病、颈椎病不同，这种疼痛位置不固定。

老年人弯腰驼背是因为骨质疏松症吗？

老年人弯腰驼背是骨质疏松造成的，这是骨质疏松症的常见症状表现。身长缩短、驼背多在疼痛后出现。脊椎椎体前部多由松质骨组成，此部位负重量大，尤其第11、12胸椎及第3腰椎，负荷量更大，容易压缩变形，使脊柱前倾，形成驼背。随着年龄增长，骨质疏松加重，驼背曲度加大。老年人骨质疏松时椎体压缩，每椎体缩短2mm左右，身长平均可以缩短3~6cm。

诊断与鉴别诊断篇

◆ 骨质疏松症的诊断标准是什么?

◆ 诊断骨质疏松症需要做哪些生化检查?

◆ 骨转换生化标志物有哪些?

◆ 骨质疏松症常用的检测方法有哪些?

◆ 什么是骨质疏松症1分钟评估测试?

◆ ……

骨质疏松症的诊断标准是什么？

　　骨质疏松症的诊断标准是基于骨密度测定的诊断标准。建议参照世界卫生组织（WHO）推荐的诊断标准。基于DXA测定：骨密度值低于同性别、同种族正常成年人骨峰值不足1个标准差属正常；降低1~2.5个标准差为骨量低下（骨量减少）；降低程度等于或大于2.5个标准差为骨质疏松。符合骨质疏松症诊断标准同时伴有一处或多处骨折时为严重骨质疏松症。

　　骨密度通常用T-Score（T值）表示，T值=（测定值-骨峰值）/正常成人骨密度标准差。具体见表1。

表1　骨质疏松症的诊断标准

诊断	T值
正常	>-1
骨量低下	-1~-2.5
骨质疏松	<-2.5

　　T值用于绝经后妇女和50岁以上的男性的骨密度水平。对于儿童、绝经前妇女和50岁以下的男性，其骨密度水平建议用Z值表示。

　　Z值=（测定值-同龄人骨密度均值）/同龄人骨密度标准差

诊断骨质疏松症需要做哪些生化检查？

　　骨密度测量只能反映人体骨密度（BMD）的状况，并不能鉴别骨量减少的原因，如骨质疏松和骨软化都表现为低BMD，则需要结合临床，通过化验和影像检查进行鉴别。考虑骨质疏松症诊断的患者，需要进行以下项目的检测，以明确骨代谢的情况和骨质疏松的原因：

　　（1）一般检查项目：血、尿常规，肝、肾功能，钙、磷、碱性磷酸酶、血清蛋白电泳等。原发性的骨质疏松患者通常血钙、磷、碱性磷酸酶值在正常范围，当有骨折时，血碱性磷酸酶值水平有轻度升高。

（2）为进一步鉴别诊断，可酌情选择性地进行以下检查，如：血沉、性腺激素、25（OH）D、1，25（OH）$_2$D、甲状旁腺激素、尿钙和磷、甲状腺功能、皮质醇、血气分析、血尿轻链、肿瘤标记物，甚至放射性核素骨扫描、骨髓穿刺或骨活检等检查。

（3）骨转换生化标记物测定：骨生化标志物就是骨组织本身的代谢（分解与合成）产物，简称骨标志物（bone markers），分为骨形成标志物和骨吸收标志物。前者代表成骨细胞活动和骨形成时的骨代谢产物，后者代表破骨细胞活动和骨吸收时的代谢产物，特别是骨基质降解产物。这些指标的测定有助于判断骨转换的类型、骨丢失速率，骨折风险的评估，了解病情进展，干预措施的选择以及疗效监测等。

骨转换生化标志物有哪些？

详见表2。

表2　骨转换生化标志物

项目	内容
骨形成的标志物	血清碱性磷酸酶（ALP）
	骨钙素（OC）
	骨源性碱性磷酸酶（BALP）
	I型原胶原C–端前肽（PICP）
	I型原胶原N–端前肽（CINP）
骨吸收的标志物	空腹2小时尿钙/肌酐比值
	血清抗酒石酸酸性磷酸酶（TPACP）
	I型胶原C–末端肽（S–CTX）
	尿吡啶啉（Pyr）
	尿脱氧吡啶啉（D–Pyr）
	尿I型胶原交联C–末端肽（U–CTX）
	尿I型胶原交联N–末端肽（U–NTX）

在以上诸多指标中，国际骨质疏松基金会（IOF）推荐I型原胶原N-端前肽（CINP）和血清I型胶原C末端肽（S-CTX）为敏感性相对较好的骨转换生化标志物。

骨质疏松症常用的检测方法有哪些？

目前骨密度和骨矿含量测定是骨质疏松症临床诊断以及评价疾病程度客观的量化指标。

骨密度及骨测量的方法较多，不同的方法在骨质疏松症的诊断、疗效的监测、骨折危险性的评估作用也有所不同。临床上应用的有双能X线吸收测定法（DXA）、外周双能X线吸收测定法（pDXA）以及定量计算机断层照相术（QCT）。其中DXA测量值是目前国际学术界公认的骨质疏松症诊断的金标准。

什么是骨质疏松症1分钟评估测试？

国际骨质疏松症基金会（IOF）骨质疏松症1分钟测试题，是临床上评估骨质疏松风险的一种敏感性较高、操作方便的简易评估方法，可作为骨质疏松的筛查工具。具体题目如下：

（1）您是否曾经因为轻微的碰撞或者跌倒就会伤到自己的骨骼？

（2）您父母有没有过轻微碰撞或跌倒就发生髋部骨折？

（3）您是否经常连续3个月以上服用"可的松、泼尼松"等激素类药物？

（4）您的身高是否比年轻时降低了3cm以上？

（5）您经常大量饮酒吗？

（6）您每天吸烟超过20支吗？

（7）您经常腹泻吗？（消化道疾病或肠炎引起）

（8）您是否在45岁以前就绝经了？（女士回答）

（9）您是否曾经有过连续12个月以上没有月经？（女士回答，除了怀孕期间）

（10）您是否有过阳痿或性欲缺乏这些症状？（男士回答）

只要其中有一题回答结果"是"，即为阳性。

得了骨质疏松症为什么要测骨密度？

骨密度是指单位体积（体积密度）或单位面积（面积密度）的骨量，通过无创技术对人体进行测量。

骨质疏松的发生与骨强度的下降有关，而骨强度由骨密度及骨质量所决定。骨密度约反映70%的骨强度，若骨密度低同时伴有其他危险因素会增加骨折的危险性。因目前尚缺乏较为理想的骨强度直接测量或评估方法，临床上采用骨密度（BMD）测量作为诊断骨质疏松、预测骨质疏松性骨折风险、监测自然病程及评价药物干预疗效的最佳定量标准。

哪些人应该做骨密度测量？

符合以下任何一条建议行骨密度测定：

（1）女性65岁以上和男性70岁以上，无论是否有其他骨质疏松危险因素；

（2）女性65岁以下和男性70岁以下，有一个或多个骨质疏松危险因素；

（3）有脆性骨折史或/和脆性骨折家族史的男、女成年人；

（4）各种原因引起的性激素水平低下的男、女成年人；

（5）X线摄片已有骨质疏松改变者；

（6）接受骨质疏松治疗、进行疗效监测者；

（7）有影响骨代谢疾病或使用影响骨代谢药物史；

（8）IOF一分钟测试题回答结果阳性者；

（9）OSTA结果≤ -1〔OSTA：亚洲人骨质疏松自我筛查工具。OSTA指数 =（体重 - 年龄）× 0.2〕

如何通过X线摄片法进行骨密度检测?

就骨质疏松症的诊断而言，骨密度测量是目前最有帮助的放射学检查方法。但骨密度测量还很不普及，在多数医疗机构，尤其是在基层医院，常规X线平片仍然是最常用的、首选的检查方法。当骨矿物质丢失到一定程度时，普通X线片可观察到骨密度的减低，并可观察到骨小梁细微结构的形态学表现，从而为骨质疏松症的诊断提供依据。X线平片检查价廉又具有良好的空间分辨率，使用方便，且能为诊断骨质疏松症提供基本的骨骼信息资料，是推荐诊断骨质疏松症首选的基本检查手段之一。一般进行正侧位摄片。一张优质的X线平片能呈现良好的黑白对比，清楚显示骨关节结构、关节囊和关节四周软组织，X线放大摄影还可以观察骨结构的微细改变，尤其对骨质疏松的并发症（如骨折、骨肿瘤等）的诊断和鉴别提供重要的依据，故目前在我国骨质疏松症的诊断中仍具有相当重要的地位。

但必须认识到X线平片只有在骨量丢失超过30%时才能出现骨质疏松征象，而此征象是骨质疏松症的晚期表现。同时，X线摄片结果常受诸如投射条件、胶片本身质量等诸多因素的影响，准确性和稳定性相对较低。因此，常规X线对于早期骨质疏松症的诊断帮助不大。但是常规X线摄片方法简便，费用低，可以观察骨骼密度、形状，骨小梁数量、形态、分布以及骨皮质的厚度，尤其在诊断骨质疏松症的病因，判断是否合并骨折、骨质增生及变形，并与其他骨病相鉴别上仍然必不可少。

骨质疏松症X线片表现是什么?

（1）骨X线的透光度增加：当骨质疏松症发生时，由于单位体积内骨量减少，骨钙量的降低，骨结构对X线的吸收量也随之减少，致使穿透骨骼到达胶片的射线量增加，从而使胶片感光度增加，这在X线平片上就表现为与正常骨质相比颜色发暗，也就是我们所谓的透光度增加或骨密度减低。

正如前面所提到的，X线胶片的透光度受许多因素的影响，要注意鉴别。

（2）骨小梁与骨皮质的改变：骨质疏松的病理改变除了骨量减少外，还可以累及骨小梁和骨皮质。小梁骨与皮质骨相比，在骨质疏松的发生发展中变化较早，也较快，因此最能反映骨质疏松的骨丢失情况。在骨质疏松初期，骨小梁的减少存在选择性骨吸收的规律性，即以非承重的骨小梁减少开始，从而凸显出承重部位的骨小梁，随后，由于这些承重骨小梁的代偿性增厚，表现出典型的影像学特征。

（3）骨折：骨折是骨质疏松的主要并发症，也是骨质疏松诊断的重要指标之一，只要有骨质疏松性骨折的存在，不论骨密度（BMD）测量结果如何，都应诊断为骨质疏松症，并给予治疗。

脊柱骨质疏松的典型X线表现有哪些？

（1）小梁骨的X线表现：因为椎体几乎全为松质骨构成，骨质疏松时椎体横向骨小梁最先受累，而沿应力方向的骨小梁呈不规则的纵行条纹状排列，形如栅栏状；同时由于骨量减少开始于椎体中央部，并向皮质侧扩展，这些组织学上的特征在X线平片上就表现为椎体中央部出现透亮区，并且逐渐向周围扩大，横向骨小梁减少，纵向骨小梁异常突出。随着病情的进展，纵向骨小梁也随之减少，椎体不同程度的变扁，上下缘内凹如鱼脊样，椎间隙增宽呈梭形，第11、12胸椎或第1、2腰椎常有压缩性骨折，椎体变扁或呈楔形，多数病例常同时伴有椎体边缘不同程度的增生、骨赘形成。

（2）皮质骨的X线表现：主要为骨皮质变薄，及皮质内哈佛氏管扩大所显现的皮质内隧道征，常见于各种高骨转换的代谢性疾病中。

（3）脊柱骨折的X线表现：在脊柱骨折与四肢骨折中，脊柱骨折的发生率最高。四肢骨的骨折主要发生于腕关节、髋关节及踝关节。发生在四肢的骨折一般都有明确外伤史和临床表现，X线影像学的表现除了一般骨折所具有的骨皮质和骨小梁中断、断端成角畸形和软组织肿胀外，还具备上述所提到的骨质疏松的基本影像表现。而发生在脊柱的骨折不一定有明确外伤史，临床表现可仅表现为疼痛，在脊柱正侧位X线平片上常见到椎体形态改变，如楔形，椎体终板凹陷，双凹变形或椎体压缩。骨折线不明显，一般椎弓根保持完整，椎体前后径与上下椎体相当，椎体前后缘平直，这些都是骨质疏松性骨折的特点。但也要特别注意鉴别诊断，尤其在老年人群，骨髓瘤和转移瘤也很常见，X线表现与骨质疏松相似，CT和MRI检查对鉴别诊断帮助较大。

什么是定量CT？定量CT测量骨密度有何优势？

在骨质疏松的诊断中，CT可以被用来测量骨密度，即我们所谓的定量CT（QCT）。它是利用临床上常规使用的CT机，再加上一个体模，扫描时把体模放在患者下面与患者同时扫描，既可校准机器的漂移，又可以将CT值换算成骨密度值。它是唯一可选择性测量皮质骨或松质骨骨矿含量的方法。它所测的骨密度是真正的体积密度，提高了骨密度测量的敏感性和准确性。同时，CT扫描图像具有密度分辨力高和断面图像的特点，可以显示骨质疏松的形态和密度改变。以椎体为例，CT上可表现为椎体中央或整个区域骨松质密度减低，CT值有时低达−90Hu以上，有时椎体松质骨骨小梁也可呈粗点状、蜂窝状或不规则小片状低密度改变；骨皮质可见普遍变薄，椎体周边及后角可因增生性骨赘而呈高密度突起。

虽然QCT具有上述优点，但诊断标准有待确定，目前临床使用不多。除此之外，目前已广泛应用的多排螺旋CT具有多平面重建的功能，可以从矢状面、冠状面等多个角度查看骨质疏松所致的椎体压缩变形、椎体的退行性变以及伴有的变形椎体邻近椎间盘的膨出或突出。CT扫描对骨质疏松的鉴别诊断很有帮助，单纯骨折CT扫描可以见到骨折线，不出现软组织肿块，椎弓根完整，而骨髓瘤或骨转移瘤则表现为局部骨破坏，常见椎弓根破坏以及软组织肿块等征象。

什么是定量超声测量法？定量超声测量骨密度有何优点？

超声类的骨密度仪由于无辐射和诊断骨折较敏感而引起人们的广泛关注。利用声波传导速度和振幅衰减能反映骨矿含量多少和骨结构及骨强度的情况，与双能X线吸收仪（DEXA）相关性良好。该法操作简便、安全无害，价格便宜，所用的仪器为超声骨密度仪。主要用于各种人群的骨密度普查，测试时间一般在一个部位10秒到1分钟不等。价格上，超声的要比双能X线类骨密度检测便宜。

定量超声骨密度检测与传统脊柱摄片、双能X线和定量CT比较具有以下优点：

（1）除了可检测骨密度外，还能测量骨强度和骨结构，可以预测骨折危险性；

（2）无辐射损伤，价格相对便宜，可用于大量普查和儿童及孕妇的检查；

（3）运行速度快，简单易行，便于对患者长期跟踪和开展药物疗效跟踪。

双能X线吸收测定法有何优点？在临床上用于哪些方面？

双能X线吸收测定法所用的仪器为双能X线吸收仪（DXA或DEXA），是以X线球管发射的X线作为放射源的骨密度仪，而X线是多能量的射线谱。

DXA的优点是应用市电（即工频交流电）产生的X线不受放射源衰变的影响，而且是双能X线的光束，强度高于153Gd，缩短了扫描时间，如腰椎股骨上端的扫描可在45~90秒或更短时间内完成；同时改善了空间分辨率，可使检查的精确性更高。

DXA检查通常以腰椎1、2、3、4的测定结果（更常用的是腰椎2、3、4）及近端股骨的股骨颈、股骨粗隆、股骨粗隆内侧及Ward氏三角区的测定结果作为诊断依据。DXA能做全身扫描，可以得到几组骨骼的骨密度数据，如头颅、颈椎、左右上下肢、肋骨、胸腰椎、骨盆等。新一代DXA可使扫描时间缩短到1分钟甚至几秒钟即可成像，能测量全身和任何部位。但DXA不能分别测量骨转换率不同的密质骨和松质骨的骨密度。如腰椎测量包含了密质骨多的附件、增生钙化的退行性变及主动脉壁钙化，以致测量值偏高，出现假阳性。尤其对70岁以上者，最好测四肢骨密度或测腰椎侧位骨密度（腰椎侧位不用上、下终板ROI区的骨密度值，而用中间的ROI区的骨密度值），以避免这一伪差。目前，国内许多大医院常规骨密度测量均用双能X线骨密度仪测试，常用的测量部位为腰椎和双髋关节。

什么是诊断骨质疏松症的骨活检？

骨活检（全称骨骼活组织检查）指从身体上取出少量骨骼样本，在显微镜下观察骨结构的一种检查方法。骨活检在近30年来，作为一种新的检查及研究手段，已被广泛运用于临床和动物实验研究中。它能定量动态地反映骨骼的组织学与生理学特征与变化，在骨质疏松的临床诊断上具有不可替代的应用价值。

骨活检可提供骨形态计量学的客观证据。骨形态计量学分析是在二维的硬组织切片图像上，利用体视学方法，推导出反映骨重建、骨结构的三维参数，已在骨质疏松等代谢性骨病的诊断中发挥了重要作用。骨形态计量学是评价骨转换与骨结构的有效手段，具有直观、形象的优点，能对松质骨进行客观评价。其静态分析可直接观察骨组织细胞水平的微观形态，动态分析则通过荧光标记提供骨形成和矿化率等组织动态变化信息。临床上可用于骨质疏松症的鉴别诊断、疗效评价、老年性骨折的诊断、药物安全性预测以及新药开发。

如何鉴别原发性骨质疏松症和继发性骨质疏松症？

骨质疏松症分为两大类：原发性和继发性。这两大类的区别在于引起骨质疏松的原因。如果能找到引起骨质疏松的疾病或药物因素，则为继发性。而对于绝经后女性和70岁以上的老年患者以及青少年，如果能排除影响骨代谢的疾病和药物因素，方可诊断原发性骨质疏松。

引起继发性骨质疏松的疾病包括：①内分泌疾病：库欣综合征、原发性甲状旁腺功能亢进症、甲状腺功能亢进症、1型糖尿病、性腺功能减退；②风湿疾病：类风湿关节炎、系统性红斑狼疮、强直性脊柱炎；③恶性疾病：多发性骨髓瘤、白血病；④胃肠道疾病：慢性肝病（尤其是原发性胆汁性肝硬化）、炎性肠病（尤其是克罗恩病）、胃大部切除术后；⑤肾脏疾病：肾功能不全或衰竭。

引起继发性骨质疏松的药物因素包括：①糖皮质激素过量；②甲状腺激素过量替代；③抗癫痫药物；④锂、铝中毒；⑤细胞毒或免疫抑制剂（环孢A、他克莫司）；⑥肝素；⑦引起性腺功能低下的药物：芳香化酶抑制剂、促性腺激素释放激素类似物等。

骨质疏松症与骨质增生症有何不同？

骨质疏松症与骨质增生症是两个不同的、独立的疾病，但好发人群比较相似，都多发于中老年人。骨质增生是由于骨与关节（尤其是负重大、活动多的膝和脊柱等部位）经过长时间的负重、磨损，关节软骨由光滑变得粗糙，同时关节周围的组织由于劳损发生破坏，人体会对这些劳损的慢性磨损进行修复，其修复的方式就是骨质增生，俗称骨刺。骨质疏松的本质是骨量减少。它是由遗传、激素和营养等因素共同影响下的复杂结果。如钙和维生素D缺乏、甲状腺功能亢进、不适当地服用糖皮质激素、吸烟、酗酒以及长期卧床等都可引起骨质疏松。

骨质疏松症与股骨头坏死病有何不同？

骨质疏松症与股骨头坏死是两种不同的骨骼疾病，其区别如下：

骨质疏松症是骨量的减少，骨骼中有机质与无机质等比例减少，使骨的脆性增加，容易发生骨折。其发生与激素代谢、饮食、运动、免疫、遗传等因素有关。其临床表现为：①腰背疼痛，疼痛特点为脊柱两侧疼痛；②身高缩短，出现"驼背"畸形；③容易发生骨质疏松性骨折，如胸腰椎压缩性骨折、股骨颈骨折、桡骨远端骨折等。

股骨头坏死是骨伤科中多发而难治的一种疾病，由于供应股骨头的血液循环被破坏，使股骨头失去血液营养而坏死。其发生与髋部外伤、长期服用激素、长期过量饮酒及吸烟有关。主要临床表现为髋关节局部疼痛，少数连及大腿或腰部，行走过多时疼痛加重，腹股沟处压痛，髋关节功能障碍等。

骨质疏松症与骨软化症有何不同？

骨质疏松症由于骨基质、骨矿物质都减少，骨吸收大于骨形成所致。不同于骨质疏松症，骨软化症是以新近形成的骨基质矿化障碍为特点的一类骨骼疾病，其结果导致非矿化的骨样组织堆积，骨质软化，产生骨痛、骨畸形、骨折等临床表现。骨软化症中，骨的矿物质减少，骨基质无改变。它与佝偻病的发病机理类似，只不过发病年龄大于佝偻病的患者。

骨质疏松症与地方性氟骨病有什么关系？

地方性氟骨病是一种地方性骨病，主要由于区域性氟含量超标，导致人体慢性氟中毒。进入体内过量的氟与钙形成氟化钙，大部分沉积于骨组织，促使骨质增生，大量新骨形成，骨皮质增厚，骨髓腔变窄，松质骨骨小梁增粗、致密、排列紊乱。而由于钙过多沉积于骨，致血钙偏低，引起继发性甲状旁腺功能亢进，可导致骨质疏松。所以地方性氟骨病是导致骨质增生和骨质疏松的原因之一。地方性氟骨病患者可见到氟斑牙，由于骨质增生和骨质疏松，患者可有腰背疼痛、四肢酸痛、麻木等不适，严重者可有脊柱畸形、瘫痪、关节活动受限，X线骨骼检查可发现全身骨质硬化、骨纹粗大，合并广泛韧带骨化、骨周钙化，也可见骨质疏松、骨软化、骨间断性生长痕等表现。

骨质疏松症与多发性骨髓瘤有什么关系？

多发性骨髓瘤是导致继发性骨质疏松的恶性疾病之一。它是由于浆细胞发生恶变，主要侵犯骨髓的一种疾病，中医称"骨痹""骨蚀"。由于颅骨、脊柱、盆骨、肋骨、胸骨等部位的溶骨性损害，患者表现以骨痛为最常见的症状。最初骨痛较轻，晚期疼痛剧烈。多发部位依次为下部胸椎、腰椎、肋骨及锁骨。四肢及关节较少见。病理性骨折常为多发性，可导致神经根和肋间神经疼、截瘫、胸廓畸形、脊柱后突等。由于骨质的破坏，多发性骨髓瘤患者常继发骨质疏松，因此临床上与骨质疏松有相似之处，但多发性骨髓瘤还有其他特征性的临床表现。

多发性骨髓瘤患者可表现有骨骼肿块，尤以胸骨、肋骨、头颅骨、锁骨、下颌骨等处多见，局部骨骼隆起、触之坚硬或如橡皮样软韧，按之有弹性或响声，局部有压痛。瘤组织常可浸润附近软组织，部分患者可出现胸骨、肋骨、颌骨连接处呈串珠状改变。

此外，多发性骨髓瘤患者可有反复感染、贫血及恶病质、高黏滞综合征（免疫球蛋白异常症）、高钙血症、肾脏损害、神经系统损害、淀粉样变性、肝脾肿大、继发雷诺现象等多系统损害的表现。

除临床症状的不同之外，多发性骨髓瘤还具有以下特征：

（1）实验室检查：血色素降低，血沉加快，可大于100mm/h。白细胞和血小板可正常或减小。白细胞分类中有时可见瘤细胞。高球蛋白血症为骨髓瘤之主要特征。尿常规可有血尿、蛋白尿、肾功能降低，约半数患者尿蛋白呈阳性，40%患者尿中本周蛋白（＋）。骨髓检查示骨髓大多增生活跃，可见大量浆细胞。

（2）X线表现：①大小不等的多发性圆形、卵圆形穿凿样溶骨性骨缺损，依次常见于颅骨、骨盆、肋骨、椎骨、股骨和肱骨等处。②弥漫性骨质疏松常见于脊柱、骨盆及肋骨等部位。③病理性骨折见于胸腰椎、肋骨及锁骨等部位。脊柱多为压缩性骨折。

骨质疏松症与全身性纤维性囊性骨炎有什么关系？

全身性纤维性囊性骨炎是甲状旁腺功能亢进的一个特征性表现。甲状旁腺激素的增高，增强了破骨细胞的活性，导致骨质溶解吸收，形成囊样的骨质缺损，进而被增生的纤维组织所取代，而其中心由于出血，囊内呈现棕色样变，因此称为棕色瘤。由于骨吸收加快，导致全身性的骨质疏松，以骨膜下骨皮质吸收为主要特点。在X线上可见到骨皮质边缘密度减低，边缘模糊，呈现融冰样缺损或如花边状。骨骼内部可见大小不等的多发的囊样透明区。

由此可以看出，全身性纤维性囊性骨炎也是引起骨质疏松的原因，属于导致继发性骨质疏松的疾病之一。

治疗篇

- ◆ 骨质疏松症有哪些治疗方法?
- ◆ 治疗骨质疏松症的药物有哪些?
- ◆ 治疗骨质疏松症的药物如何组合或联合应用?
- ◆ 原发性骨质疏松症如何用药物进行治疗?
- ◆ 继发性骨质疏松症如何用药物进行治疗?
- ◆ ……

📖 西医治疗

骨质疏松症有哪些治疗方法？

（1）病因治疗：所有代谢性骨病的基本治疗原则。

（2）替代治疗和补充治疗：对于佝偻病和骨软化症患者给予维生素D，绝经后骨质疏松症患者要补充适量雌激素和孕激素。多数患者都应补充足量钙剂、维生素D和维生素C、维生素K等。

（3）综合治疗：许多疾病发病机制复杂，非单一因素所致，治疗时要综合考虑。

治疗骨质疏松症的药物有哪些？

骨质疏松症是老年人的一种常见病，患者易出现肢体疼痛、骨折等情况，严重影响患者的正常生活。那么，治疗骨质疏松症的药物有哪些呢？下面就为大家简单介绍下治疗骨质疏松症的常用药物。

1.维生素D及活性产物

钙的吸收需要维生素D，在缺乏钙的情况下，联合使用维生素D及其活性产物，可促进钙吸收。

2.氟化钠

氟化钠可刺激骨形成，增加松质骨骨量。一般日服用50~80mg，同时补钙，可用药半年、停药半年交替进行。但氟化钠的副作用较多，使用时剂量不宜过大，并应在医生的指导下用药。

3.双膦酸盐

双膦酸盐可减少骨吸收，抑制破骨细胞的活性，能增加全身松质骨骨量。

4.钙剂

增加钙的摄入量，可使负钙平衡转为正钙平衡，有利于骨重建，且正钙平衡骨量增加，可减少骨折的发生。老年人每日膳食中钙供给量至少应达到800mg，但老年人肠道吸收功能一般比较差，饮食摄入量大多不足，因而最好额外补充钙质，且年龄越大，补充的钙质应越多，对65岁以上的老年人，每日补充钙应在1200~2000mg。对于女性而言，补钙显得尤为重要。从生长发育停止到35岁这个阶段，一般每天应摄入钙800~1000mg，绝经期前后的女性每日钙摄入量不能低于1000mg，如果不服用雌激素，每日钙摄入量应增加到1500mg。要保证足够的钙量摄入，单靠饮食摄入显然是不行的，还得额外补充，但肾结石患者或尿钙高、有发生肾结石危险的患者补钙应慎重。

5.性激素

人体内的性激素能促进骨骼中蛋白质的合成，刺激骨细胞的生长，维护骨骼的强壮与坚固。适当补充一些性激素，有利于防治骨质疏松症。男性可补充长效睾酮制剂，以增强骨细胞活性，抑制骨吸收，使骨矿物质密度增高。女性尤其是绝经后的女性应补充一些雌激素，抑制骨吸收，纠正负钙平衡，同时还可使尿钙及尿羟脯氨酸减少，达到防止骨钙回吸入血的效果。但使用性激素应在医生指导下进行，药剂的用量、疗程的长短及停药都要依据具体情形而定，并且还要密切注意用药后的反应，尤其是有无肝脏损害及子宫内膜增殖，以及功能性出血的情况。老年动脉硬化者用药应谨慎。

6.降钙素

降钙素具有抑制破骨细胞活性、减少破骨细胞数目、降低骨转换的作用。此外，降钙素还有止痛作用。使用过程中偶尔会发生恶心、呕吐等副作用。

治疗骨质疏松症的药物如何组合或联合应用？

防治骨质疏松药物可分为骨吸收抑制剂（R）、骨形成促进剂（F）和其他类型药物（O），为取得抗骨质疏松的最大疗效，可采用联合治疗或序贯治疗的方法。

（1）钙剂+维生素D：是老年性骨质疏松治疗的基础，应该贯穿骨质疏松防治的始终。而且药品价格便宜，易于长期服用。

（2）联合治疗：有抗骨吸收药物间的联合治疗（R+R），抗骨吸收药物和促骨形成药物间的联合治疗（R+F），抗骨吸收药物和其他类型药物的联合治疗（R+O），及促骨形成药物和其他类型药物的联合治疗（F+O）。

（3）序贯治疗：一个完整的骨重建单位包括静止期、活化期、骨吸收期、骨形成期和矿化期等5个过程。这5个过程的程序化发生会影响骨重建的结果。如干预骨重建的过程，势必影响骨重建。序贯治疗的观点即：激活（activate，A）、抑制（depression，D）、停药（free，F）和重复（repeat，R）。新的序贯治疗概念是：在促进骨形成药物的激活期（A）后使用抑制骨吸收的药物（D）。

原发性骨质疏松症如何用药物进行治疗？

原发性骨质疏松症是以低骨量即单位体积骨量减少、矿盐和骨基质都减少、骨组织微细结构破坏、骨强度降低致使骨的脆性增加和容易发生骨折为特点的一种全身性骨骼疾病，分为老年性骨质疏松和绝经后骨质疏松。抗骨质疏松治疗的药物很多，有各种组合和搭配，其中补钙和维生素D是基础。

（1）抑制骨吸收的药物：①降钙素：抑制骨吸收，对降低骨折发生率、缓解弥漫性疼痛有良好的效果；②雌激素、选择性雌激素受体调节剂（雷诺昔芬）：适合绝经期及老年女性；③雄激素：仅用于男性骨质疏松症患者；④双膦酸盐：抑制破骨细胞的生成和活性。

（2）促骨形成的药物：如甲状旁腺激素。

（3）既促进骨形成又抑制骨吸收药物：如雷奈酸锶。

继发性骨质疏松症如何用药物进行治疗？

临床上以内分泌代谢性疾病、结缔组织病、肾脏疾病、消化道疾病和药物所致者多见。

基础药物治疗：包括适当补充钙剂、维生素D或其活性代谢物等。

抗骨吸收药物如双膦酸盐和降钙素，选择性雌激素受体调节剂（SERMs）如雷诺昔芬，雌激素等。

促进骨形成药物如甲状旁腺素氨基酸端片断rhPTH（1–34）。

在这些抗骨质疏松治疗药物使用中，应高度重视原发疾病的治疗。

绝经后骨质疏松症如何用药物进行治疗？

（1）激素替代疗法（HRT）：雌激素的剂量与疗效有明显关系。强调使用最低的有效剂量，以避免其副作用。HRT需连续应用，如需停止，则应加用其他药物治疗，以保持对骨量的有利影响。

（2）补充钙剂：对绝经妇女推荐的每天钙摄入量为1000~1500mg元素钙。对老年妇女较长时间的钙剂补充可能部分逆转与年龄相关的血清甲状旁腺素（PTH）及骨吸收的增加，降低骨丢失。尽管补钙是相对安全的，但仍应注意监测血、尿中钙浓度。如果血钙在正常范围内，24小时尿钙在100~200mg，说明剂量恰当；如果尿钙在300~400mg，说明钙或维生素D剂量过大，应减量；如果尿钙>400mg，应停服，以免出现肾或膀胱结石。

（3）维生素D：对老年妇女每天补充400U维生素D_3可以轻度降低PTH的分泌，增加股骨颈骨密度，但骨转换的生化指标未见明显变化。对维生素D缺乏的高危老年妇女，如患慢性疾病、缺乏户外活动、长期居家或者在养老院的老年女性，建议每天补充400~800U维生素D。老年女性由于肝脏25-羟化酶以及肾脏1α-羟化酶活性低下，宜选择活性维生素D，如1α（OH）D$_3$、骨化三醇〔1，25（OH）$_2$D$_3$，骨化三醇〕等口服，其效果较好。

（4）双膦酸盐：是强力骨吸收抑制剂，当骨转换加快时，其效果最好，因而也适用于绝经后骨质疏松症患者。

（5）降钙素（CT）：抑制破骨细胞吸收功能，具有增加骨量和明显镇痛的作用。

（6）选择性雌激素受体调节剂（SERM）：是一类人工合成的类似雌激素的化合物，它们选择性作用于不同组织的雌激素受体，分别产生类雌激素或抗雌激素作用。雷洛昔芬与他莫昔芬（三苯氧胺）对骨量及血脂均有较好的影响，但雷洛昔芬的临床应用前景更为看好。

（7）甲状旁腺素（PTH）：为促进骨形成的药物，小剂量间隙皮下注射PTH可使骨量增加，并提高抗骨折能力。

老年性骨质疏松症如何用药物进行治疗？

如已明确诊断为老年性骨质疏松症，除了补钙和维生素D外，同时也要选择以下药物治疗：抗骨吸收药物如双膦酸盐和降钙素，选择性雌激素受体调节剂（SERMs）如雷诺昔芬、雌激素等（针对女性）；促骨形成药物如甲状旁腺激素、雷尼酸锶等；中药如淫羊藿、黄芪、杜仲、蛇床子、续断等；中成药如仙灵骨葆、伤科接骨片等具有整体调节作用。此外，还有物理治疗如光疗、磁疗、蜡疗等。

治疗骨质疏松症的钙剂有哪些？

钙制剂分无机钙、有机酸钙、有机钙和天然生物钙四大类。

（1）无机钙类：包括氧化钙、碳酸钙、磷酸氢钙、氯化钙、氢氧化钙等。无机钙含钙量高，溶解度低，对胃肠道刺激大，主要用于急性钙缺乏症（手足搐搦）的治疗，一般不用于骨质疏松症的防治。在各种钙盐中，碳酸钙的吸收率最高，约为40%。许多学者推荐使用碳酸钙作为补钙剂，其优点是钙含量高，吸收率相对较高，价格相对低。碳酸钙必须经胃酸作用分解为钙离子后才能被吸收。如果胃酸分泌不足，碳酸钙可影响胃对食物的消化和吸收，有时可出现便秘、恶心等胃肠道副作用。

（2）有机酸钙类：包括葡萄糖酸钙、乳酸钙、柠檬酸钙、枸橼酸钙等。有机酸钙的钙含量低，溶解度高。如葡萄糖酸钙、乳酸钙使用范围比较广泛，但其中含有的钙成分较低（乳酸钙为13%，葡萄糖酸钙为9%），因而每次用量较大，口服不方便，多用于静脉滴注，常用于调节患者体内电解质平衡。

（3）有机钙类：包括L-苏糖酸钙、乐力氨基酸螯合钙、金钙等。有机钙具有生物利用度高，吸收好，无明显毒副作用等特点，被越来越多用于骨质疏松症的治疗和预防。

（4）天然生物钙类：是将海洋生物（如贝壳、牡蛎等）或动物骨骼进行加工处理而生产出来的钙产品。目前，市场上有大量、多种补钙制剂可供骨质疏松症患者选择，疗效和产品质量良莠不齐。

如何使用钙剂治疗骨质疏松？

钙是骨骼的主要构成成分，当通过饮食摄入的钙量不能达到推荐的水平时，就需要额外补充钙制剂。钙制剂不仅可以预防骨质疏松，更是治疗骨质疏松的基础用药。那么如何才能科学补充钙剂呢？

（1）克服盲从，认真对待：缺钙虽是一个普遍现象，但不同人群的缺钙原因并不相同。如老年人的骨质疏松，其病理机制既可能是骨吸收率增加，也可能是骨形成减少，女性绝经期后的骨质疏松尚与雌激素的减少密切相关。所以，对多数人而言，作为一般预防性保健使用钙剂是可行的，而对另一些人则必须查明原因对症治疗。

（2）配方合理：骨骼不仅需要钙，更需要多种微量元素的补充，全面的营养才能让骨骼既具坚硬度又具柔韧度。好的钙剂要成为"骨骼健康专家"，在配方上就需要考虑配以多种骨骼所必需的微量元素。同时，可添加维生素D来帮助钙的吸收。另外，大剂量的钙补充也会干扰一些微量元素（如锌、锰等）的吸收，因此补钙期间钙剂必须配方合理，切不可顾此失彼。

（3）含钙量较高、吸收率较高：这二者须结合起来看，仅仅含钙量高并不能代表实际吸收的钙含量就高。

（4）安全性高：不主张将骨、白云石和其他未精制的含钙物作为钙的来源，因为这些来源可能含有铅或其他污染物。应以药准字号的钙剂为首选，因为药品有质量监控且有肯定的临床疗效观察，而保健品做不到。在自主选购药品时，可注意选择外包装有绿色"OTC"标识的，此为乙类非处方药，用药更安全一些。

（5）过量补钙，有害无益：有人认为钙剂无毒可以随便使用，这是片面的看法。如每日超过2000~2500mg钙，或患者存在肾功能损害时，同样会发生不良反应。高钙血症的早期表现有严重便秘，进行性口干、持续头痛、食欲减退、烦躁、精神抑郁、口中金属味、疲软等。后期表现有嗜睡、意识模糊、高血压、心律失常、恶心呕吐、尿量增多等。由此可见，任何药物都要选用合适的剂量。

使用钙剂治疗骨质疏松症时有哪些注意事项？

骨质疏松的治疗首先必须明确骨质疏松症的原因。对于原发性骨质疏松症，补钙无疑是重要的和有效的治疗手段。对于继发性骨质疏松症的治疗，首先要诊断和治疗原发疾病或去除致病因素，然后才是如何补钙的问题。如果一味补钙，不但疗效欠佳，还有可能延误治疗。

对于原发性骨质疏松症的治疗，补钙不能替代正常的、必要的饮食补钙。因为，人体所需钙的绝大部分来源于饮食，人体从食物中摄取的钙最经济、最合理、效率最高，而钙制剂中的钙进入人体内需要一个吸收和代谢过程，部分钙离子被排出体外。所以，人们要树立"药补不如食补"的观念，更不能以药代食。目前，人们公认的最佳补钙食品为牛奶，它不仅含钙量高，而且容易被机体吸收，是药物不可替代的饮食钙来源。

以元素钙含量来衡量钙剂真正的钙含量：钙源不同，元素钙的含量差异很大，各种钙剂中碳酸钙的元素钙含量最高，达40%，即每1000mg碳酸钙制剂含元素钙400mg，同样重量葡萄糖酸钙仅含元素钙90mg。在选择钙剂的时候应当注意辨别它的标签，了解其实际的元素钙含量。按每天服600mg元素钙为基础剂量计算。

钙剂须含适量的维生素D：维生素D有助于肠道钙质的吸收和骨骼对钙的利用，是钙的得力助手。维生素D可以在光照下由皮肤合成或从饮食中获取，但许多人由于光照少、饮食来源较少或皮肤制造维生素D能力下降等原因，例如老年人户外活动少，进食少，皮肤制造维生素D的能力下降，存在不同程度的维生素D缺乏，所以老年人尤其需要额外补充维生素D。

要选择对胃肠道刺激小的钙制剂。因为钙剂需要较长期服用才能有效，所以对药物要有所选择。目前使用的活性钙、碳酸钙和葡萄糖酸钙服用方便，而氯化钙味道苦，对胃肠道有一定的刺激，不宜长期服用。

空腹服用钙剂：为避免与食物中的草酸等形成结晶，不能吸收，因此服用钙剂时间应在饭后2小时以上。晚上9~10点是补钙的最佳时间，因为人体的生理性血钙降低是在凌晨2~3点，很多骨质疏松患者会在这个时间觉得浑身发软不适而醒过来，而夜间9~10点补钙有助于补充凌晨的生理性低血钙。

补钙要打"持久战"，要长期、均衡地补钙，既不可突击吃药、突击补钙，也不可"三天打鱼，两天晒网"。也就是说，人体不能储存过量的钙，每日补钙使身体获得的钙不能弥补过去丢失的钙，所以补钙应每日均衡地进行。为了避免浪费，不要一次补入大量的钙，这样无助于钙的吸收，随每日3餐补入钙能增加钙的吸收。

服用钙剂时要增加饮水量，以增加尿量，减少泌尿系结石形成的机会。对于已经存在泌尿系统结石者，服用钙剂后应定期作B超等检查，以了解结石变化的情况。

建议绝经后妇女不论是否有骨质疏松症都常规补钙！使用雌激素副作用较明显，有可能诱发子宫内膜癌的老年女性，可适当加大服用钙剂的剂量，同时减少激素的用量，同样可以达到治疗和预防骨质疏松症的目的。对65岁以上骨质疏松症患者，每日补入钙剂最高可达到1~1.5g。

骨质疏松症只要补钙就可以了吗？

很多骨质疏松症患者常常存有一个误区：医生说我有骨质疏松，我要补钙。但很多人发现怎么越补钙，骨质疏松却越来越严重。其实骨质疏松的发生与骨骼重建平衡的破坏有关，钙剂只是骨骼重建的原材料，单纯补钙就好像盖房子时只会买材料，却不请建筑工师傅一样。在补钙的基础上，应该联合应用药物，如维生素D或活性维生素D、双膦酸盐类药物。

不同年龄段的人每天需摄入多少钙？

见表3。

表3 不同年龄段人群每日摄入钙量

年龄段	每日摄入钙量
< 6月	400mg
< 10岁	800~1200mg
10~24岁	1200~1500mg
绝经前妇女	1000mg
绝经后妇女	1000~1500mg
成年男性	1000mg
中老年男子	1000~1500mg

常用的钙制剂有哪些？

（1）碳酸钙：含钙量高，副作用小，价格便宜，吸收率高，可以达到40%，与牛奶相似，是全国人民易于接受而广泛应用的一种钙制剂。

（2）乳酸钙：是我国传统的钙补充剂之一，优点：容易溶解，缺点：钙含量低。这类制剂有：乳酸钙，含钙13%；葡萄糖酸钙，含钙9%，制成片剂后含量更低，要达到成人每日补充钙1000mg，需服用太多药片，这是人们难以接受的。

（3）磷酸氨钙：是日本常用的补钙品种，含钙23.3%，相对较高，每片含钙量70mg，含钙量与药品价格属中等，但它的缺点是药片溶解和吸收较难，加之它含磷高，对肾功能障碍者有害，因此应用较少。

（4）枸橼酸钙：含钙量为21.1%，水溶性好，生物利用也较磷酸钙好，其吸收不依赖胃酸，有泡腾片，更适合老年人服用。

（5）活性钙：是生物钙（贝壳类）高温煅烧而形成的钙混合物，钙含量高，但其水溶液呈强碱性，对胃肠刺激性大，与食物同食可减少胃肠刺激。

（6）有机钙：氨基酸钙与蛋白螯合钙在我国已开始应用。

维生素D对骨质疏松症有什么样的治疗效果？

维生素D及其代谢产物可以促进小肠钙的吸收和骨的矿化，活性维生素D（如罗盖全、阿法骨化醇）可以促进骨形成，增加骨钙素的生成和碱性磷酸酶的活性。服用活性维生素D较单纯服用钙剂更能降低骨质疏松症患者椎体和椎体外骨折的发生率。另有维生素D和钙的联合制剂可供选择，治疗效果比较可靠。

如何补充维生素D？

进行户外活动，只要人体接受足够的日光，体内就可以合成足够的维生素D；除强化食品外，通常天然食物中维生素D含量较低，动物性食品是非强化食品中天然维生素D的主要来源，如含脂肪高的海鱼和鱼卵、动物肝脏、蛋黄、奶油和奶酪中相对较多，而瘦肉、奶、坚果中含微量的维生素D，蔬菜、谷物及其制品和水果含有少量维生素D或几乎没有活性维生素D。对于长期无户外活动者、存在肝肾疾病者，以及老年人群均应人为补充维生素D。

临床上常用的维生素D制剂有哪些？

维生素D丸：它的主要成分是维生素D_3，摄入后在细胞微粒体中受25-羟化酶系统催化生成骨化二醇，再经肾小管细胞相关酶系统的催化，生成有生物活性的骨化三醇。

阿法骨化醇：该药物服用后，在肝脏被迅速转化成1，25-二羟基维生素D_3，后者为维生素D_3的代谢物，能起到调节钙和磷酸盐代谢的作用。

骨化三醇：是维生素D_3最重要的活性代谢产物——1，25-二羟基维生素D_3，服用后一般不需要再和其他维生素D制剂合用，以避免产生维生素D中毒。

服用维生素D制剂有哪些注意事项？

当体内维生素D不足时，首先是通过充足光照，促进自身合成，晒太阳是最好的补充维生素D方法。另一种方式是摄取维生素D制剂。由于维生素D_2和D_3的疗效并无明显差异，两者在体内代谢与毒性方面又各有优劣，因此，服用任何一种维生素D制剂都是可以的。值得注意的是，维生素D_2和D_3均是我们通常意义上的前体药物，它们在体内并不能直接发挥作用，只有代谢转化为特定的活性产物，才能发挥治疗作用。对于肝或肾功能不全的患者来说，其体内转化过程受阻，活性产物形成少，直接服用维生素D不会取得很好的效果，需要服用其活化产物，如骨化三醇或骨化二醇。如果机体没有代谢障碍，仅因维生素D缺乏而直接补充骨化三醇或骨化二醇，则无异于浪费。在补充维生素D之前，最好去医院做一个血液维生素D水平的检测。如果体内含量低于正常水平，则遵循医师或营养医师指示服用任何一种形式的维生素D都可以。并且，在服用几周后复查，避免服用过量导致维生素D中毒。

什么是激素替代疗法？

激素替代疗法是一种医学治疗方法，当患者体内缺失特定的激素时，通常采用此法进行激素替代，目前特指对存在雌激素缺乏的绝经后妇女补充雌激素、孕激素、雄激素以缓解其围绝经期症状的治疗方法。

女性到40岁后，卵巢功能逐渐衰退，直至绝经。雌激素水平明显下降导致妇女身心功能异常，产生潮热、出汗等一系列症状，统称围绝经期综合征。激素替代疗法可以缓解由于雌激素缺乏引起的潮热、出汗、烦躁、抑郁、乏力、睡眠障碍、心悸、头痛等围绝经期症状；治疗老年性泌尿生殖道萎缩；预防及治疗绝经后骨质疏松；降低冠心病的发生率；预防老年性痴呆；改善老年妇女共济失调。

激素替代疗法分以下几种使用方法：①口服；②非肠道使用：主要包括经皮肤使用（皮贴、皮埋及涂抹霜剂或凝胶）和经阴道使用（霜、片、栓、硅胶环）。

性激素分哪几类？

性激素是指由人体的性腺，以及胎盘、肾上腺皮质网状带等组织合成的甾体激素，具有促进性器官成熟、副性征发育及维持性功能等作用。雌性卵巢主要分泌两种性激素——雌激素与孕激素，雄性睾丸主要分泌以睾酮为主的雄激素。

为什么用雌激素治疗骨质疏松症？

雌激素是骨吸收抑制剂，可直接调节骨质代谢，延缓和减少绝经后的骨丢失，缓解骨关节痛，降低骨折的发生率，还可改善其他围绝经期症状，提高绝经后妇女的生活质量。雌激素治疗可明显降低骨质疏松性骨折发生率和心血管死亡率。现在，它已广泛用于绝经后骨质疏松症的治疗。

哪些人需要用雌激素治疗骨质疏松症？

以雌激素补充为核心的激素补充治疗可以有效地维持并提高骨密度，降低女性骨质疏松性骨折的危险。当女性有围绝经相关症状，如潮热、出汗、失眠等，有泌尿生殖道的萎缩症状，有低骨量及骨质疏松症就可以使用雌激素治疗。尤其提倡绝经早期开始用，收益更大，风险更小。

哪些人不适宜用雌激素治疗？

骨质疏松患者如果有以下情况，要禁用雌激素治疗：乳腺癌；雌激素依赖性肿瘤，如子宫肌瘤、子宫内膜癌等；怀孕期间；阴道异常出血；肝肾功能受损；血栓栓塞性疾病，如脑血栓、心肌梗死等等。

常用的雌激素药物有哪些？

临床应用雌激素药物品种不断增加，药物安全性不断提高。目前，常用的雌激素品种及其特性如下：

（1）结合雌激素：从妊娠母马尿液中提取，含多种有效成分，是欧美女性最常用的口服雌激素；

（2）雌二醇：是绝经前主要的内源性雌激素，可以口服或制成皮肤贴剂、凝胶或阴道栓剂；

（3）利维爱：是一种人工合成的低活性的雌激素，同时兼有低活性的孕激素和雄激素样作用；

（4）选择性雌激素受体调节剂：常用的有雷洛昔芬和他莫昔芬，在骨组织上表现为雌激素样作用，在乳房、子宫上表现为雌激素竞争性阻断剂，从而被认为是一种安全的雌激素；

（5）植物性雌激素：主要是大豆异黄酮，据报道在抗癌、预防心血管疾病和骨质疏松方面有确切的作用，应用前景十分光明。

选择性雌激素受体调节剂分哪几类？

现已知显示有选择性雌激素受体调节剂（SERM）的化合物有以下几类：

（1）三苯乙烯类：以他莫昔芬（TAM）为代表，还包括托瑞米芬、屈洛昔芬；

（2）苯并吡喃类：如左美洛昔芬，EM-800；

（3）苯并噻吩类：如雷洛昔芬；

（4）萘类：如CP-336, 156。

其中，以TAM为代表的三苯乙烯类被认为是第一代SERM，也是首先应用于临床的此类药品。雷洛昔芬则是新近研制成功的第二代SERM，有其独特的作用特性。

选择性雌激素受体调节剂有哪些优点？

SERMs是一类在不同组织中对雌激素受体（ER）有不同作用的化合物，它在一些组织细胞中表现为雌激素样的激动作用，而在另外一些组织中表现为抗雌激素作用。SERMs的作用与其在组织细胞中ER亚型的表达情况、ER所调控基因启动子的结构、细胞中共调节因子的表达情况以及细胞内信号通路等众多因素有关。理想的SERMs是在骨、心血管系统和中枢神经系统中对雌激素受体有激动作用，而在乳腺和子宫等组织中对雌激素受体起拮抗作用。

雷洛昔芬有哪些作用？

雷洛昔芬主要用于预防和治疗绝经后妇女的骨质疏松症，能显著地降低椎体骨折发生率，但髋部骨折发生率的降低未被证实。当决定给绝经后妇女选择使用雷洛昔芬或其他治疗（包括雌激素）时，需考虑绝经期症状，对子宫和乳腺组织的作用及对心血管的利与弊。

服用雷洛昔芬应注意哪些问题？

雷洛昔芬可增加静脉血栓栓塞事件的危险性，这点与目前使用的激素替代治疗伴有的危险性相似。对任何原因可能造成静脉血栓事件的患者均需考虑危险－益处的平衡。对一些因疾病或其他情况而需要长时间制动的患者应停用雷洛昔芬。在出现上述情况时立即或在制动之前3天停药。直到上述情况被解决或患者可以完全活动才能再次开始使用雷洛昔芬。

使用雌激素应注意哪些问题？

雌激素替代疗法可以缓解女性围绝期症状，预防骨质疏松，但是其有潜在风险如乳腺癌、子宫内膜癌、中风、静脉血栓。另外其保护心血管系统的作用还有争议。雌激素替代疗法要规范使用，不能把雌激素当作保健品，更不能认为雌激素可以预防衰老。雌激素替代疗法用药要个体化，医生和患者都要清楚了解治疗过程中的风险。总之，雌激素替代疗法是治疗绝经后骨质疏松症的有效方法，但是治疗过程也存在一定风险。

使用雌激素治疗怎样进行监测？

雌激素替代疗法能够缓解围绝经期症状，预防骨质疏松。但标准剂量雌激素治疗可有静脉血栓栓塞、脑卒中、乳腺癌等潜在危害，因此治疗上建议采用最低有效剂量。预防绝经后骨质疏松症是相对长期的过程，至少一年以上，原则上只要没有禁忌证就可以继续治疗。激素补充治疗（HRT）是一项严格的医疗措施，用药过程中必须进行随访。随访及管理的目的是评估HRT的疗效和可能出现的不良反应，并再次评估适应证、禁忌证和慎用情况。开始HRT后，可于1~3个月内复诊，随后可间隔3~6个月随诊，1年后可间隔6~12个月随诊。若出现异常阴道流血或其他不良反应，应随时复诊。其中对乳腺和子宫的监测是必不可少的。还要注意是否有发生血栓的倾向以及其他与激素治疗有关的情况。一旦发现有禁忌证出现应立即停药。

治疗骨质疏松症为何使用孕激素？

激素补充治疗（HRT）可以维持骨密度，降低骨质疏松性骨折的危险，其中添加孕激素是为了对抗雌激素，从而保护子宫内膜。因此对于有子宫的女性，在HRT时应加用孕激素；已经切除子宫的妇女，则不必加用孕激素。

治疗骨质疏松症为何使用雄激素？

雄激素对于成年男性正常性功能是必需的；同样，它对于青年男性骨质密度的获得和老年男性骨质密度的维持也十分重要。性腺功能低下症的年轻男性患者，体内雄激素水平明显不足，尽管食物中钙质和维生素D摄入充足，且其在体内作用完全正常，但其骨密度值仍明显低于正常对照者。若在骨骺关闭以前，将雄激素水平补充至正常，则骨密度值明显上升。中老年男性在雄激素水平下降的同时，伴随着骨密度值的降低。研究表明，老年男性每增加5岁，骨折的危险性将增加1倍。因此，与年轻男性相比，老年男性容易发生骨折。据世界卫生组织统计，骨折已经成为导致老年男性死亡的第六大原因。国外大量的长期临床观察显示，髋骨骨折的老年男性患者中，有50%~95%患有男性性腺功能低下症。这些事实均表明，雄激素是影响男性骨骼硬度的重要因素。

常用的雄激素制剂有哪些？

长效雄激素药物有甲睾酮、丙酸睾酮、硅雄酮等，其中甲睾酮性质稳定，可口服。雄性激素类药物为处方药，在药店里是有销售的，但购买时需凭医师处方。常用的有如下几种。

（1）丙酸睾酮：每次50~100mg，每日肌肉注射1次。

（2）羟甲雄酮：为新合成的睾酮制剂，疗效高，副作用少，使用丙酸睾酮无效者，用此药有效。用量为每天每千克体重1~3mg。

（3）庚酸睾酮：用量为每周每千克体重4~7mg。

（4）美雄酮（大力补）或17-去氢甲睾酮：每次5~10mg，每日3次，口服。

（5）司坦唑醇（康力龙）：每次2~4mg，每日3次，口服。

其他如苯丙酸诺龙也可使用，但不常用。

什么是双膦酸盐类药物？双膦酸盐对骨质疏松症的治疗有什么作用？

双膦酸盐类是骨骼中与羟基磷灰石相结合的焦磷酸盐的人工合成类似物，能特异性抑制破骨细胞介导的骨吸收，使相对过多的破骨性骨吸收减少，减缓骨丢失。在低骨转换时，双膦酸盐可使每个骨重建单位的周期变长，骨骼的矿化更为安全。双膦酸盐用于防治骨质疏松已有30余年，安全性较好。禁用于孕妇以及计划怀孕的妇女。

目前双膦酸盐类药物主要有哪些种类？

双膦酸盐分一、二、三代，现在一般应用第三代的唑来膦酸注射液，如氨基二膦酸盐（阿仑屈酯）、利塞膦酸（利塞膦酸钠）、氯膦酸（氯甲二膦酸盐）（商品名骨膦）以及帕米膦酸钠等，其抑制骨吸收的作用特强，治疗剂量下并不影响骨矿化。阿仑膦酸钠（福善美）证实能减轻骨吸收，降低脊柱、髋骨以及腕部骨折发生率达50%，在绝经前使用可以阻止糖皮质激素相关的骨质疏松症。

服用双膦酸盐类药物应注意哪些问题？

（1）使用某一种双膦酸盐类药物时，不得合并使用其他种类的双膦酸盐类药物，以减少其不良反应。

（2）为了便于吸收、避免对食管和胃的刺激，口服双膦酸盐应空腹给药，并建议用足量水送服，口服后30分钟内不宜进食和卧床，不宜喝牛奶、矿泉水等含钙的饮料。如在治疗中发生咽痛、进食困难、吞咽疼痛和胸骨后疼痛，应及时治疗。采用静脉方式给药时，由于将高浓度药物快速注入在血液中可能与钙螯合形成复合物，导致血钙水平低下而出现肌肉痛，以及可能引起肾功能衰竭，故需缓慢注射。

（3）多价阳离子药物（钙、镁等）可使双膦酸盐的吸收下降，使用过程中应注意监测血浆钙、磷等电解质水平和血小板计数。

（4）由于肾脏功能衰竭可导致双膦酸盐的排泄延迟，因此，对严重肾功能不全者禁用。

（5）静脉注射大剂量的双膦酸盐时，患者会出现低热，这是一种急性反应，并伴随血淋巴细胞和其他血象的改变，会出现短时间的不适，在应用中应予注意观察。

（6）双膦酸盐不宜与非甾体抗炎镇痛药和氨基糖苷类抗生素联合应用。

（7）与抗酸药、铁剂或含多价金属离子的药物合用，会降低本品的生物利用度。

（8）用于治疗高钙血症时应同时注意补充液体，使尿量达2L以上。

（9）随着双膦酸盐广泛地被应用于治疗骨质疏松症、恶性肿瘤相关的骨骼疾病等，偶有双膦酸盐引起的下颌骨坏死（一种罕见而严重的并发症），要注意其风险。

锶对骨质疏松症的治疗有什么作用？

（1）对骨髓间充质干细胞的作用：研究表明，锶可调节MSCs（骨髓间充质干细胞）向成骨细胞分化，并促进骨基质蛋白的合成和沉淀。因此锶对成骨细胞分化和骨生成具有促进作用。

（2）对成骨细胞和破骨细胞的作用：成骨细胞和破骨细胞间的相互协调作用是调节骨重建、维持骨骼的稳定性和完整性的关键。研究发现锶能够用至少两种机制增加前成骨细胞和多功能干细胞增殖。另外，在骨质疏松动物模型中，锶可改善骨代谢，预防骨丢失，提高骨质疏松动物的骨质量。

（3）对骨质强度的影响：在骨骼中，锶能取代钙化组织中骨骼和牙齿中羟基磷灰石晶体中少量的钙，锶元素的适量掺入可提高骨质的机械性能，在硬度方面的提高更明显，这可能是由于少量锶元素的置换，在一定程度上减少了骨晶体的缺陷，使原子间的排列更加紧密，起到一定强化作用，从而改善骨的机械强度。

维生素K对骨质疏松症的治疗有什么作用？

维生素K可作用于成骨细胞，促进骨组织钙化，同时还能抑制破骨细胞，减少骨吸收，从而增加骨密度。尽管维生素K改善骨密度作用轻微，却可以显著减少骨质疏松患者的骨折风险。这种骨密度和骨折风险改变的不平行，提示增加骨密度可能不是维生素K降低骨折风险的唯一机制，而可能与改善骨质量有关。目前，一些国家已批准将维生素K作为治疗骨质疏松的药物，正式在临床使用。

什么是降钙素？

降钙素（CT）是人体三大钙调激素之一，在人体是由甲状腺滤泡旁细胞（又称C细胞）合成和分泌的。不同物种的降钙素其生物学特点有很大不同，在鱼类、爬虫类、鸟类、哺乳类身上都有发现这种激素。目前常用的降钙素制剂大多是从鲑鱼、鳗鱼中提取的，临床使用主要是降低血钙、止痛。需要注意的是人体自身产生的降钙素对于调节人体血液中钙离子（Ca^{2+}）的恒定并没有很显著的作用。

降钙素治疗骨质疏松症的机制是什么？

降钙素是人体三大钙调激素之一。降钙素受体主要分布于骨骼和肾脏，其降血钙、降血磷的生理作用主要是通过其对不同部位的受体作用而产生的。降钙素可直接抑制破骨细胞的功能，减少其活力和数量。其周围与中枢性的作用还可激活阿片类受体，抑制疼痛介质及增加内啡肽的释放，阻断疼痛感觉的传导和对下丘脑的直接作用。这种双重镇痛作用机制使降钙素对多种类型的代谢性骨病疼痛有特殊的治疗效果。如对肿瘤骨转移、骨质疏松所致骨痛有明显治疗效果。

哪些骨质疏松症患者适宜用降钙素？

降钙素主要用于绝经后骨质疏松症以及老年性骨质疏松症，也用于其他继发性骨质疏松症。尤其对伴有肿瘤骨转移、骨质疏松所致骨痛有明显的治疗效果。

降钙素有哪些制剂？

人降钙素：注射液，每支0.5mg，不良反应发生率高。

鲑鱼降钙素：注射液，400U/2ml；喷鼻剂，600U/2ml。

鳗鱼降钙素：有注射液、鼻腔喷雾剂，每次50U。

使用降钙素治疗时有哪些注意事项？

高钙血症时使用降钙素可以降低血钙，止痛效果也较好。但是降钙素有脱逸现象，这与降钙素受体消耗后未能及时再生成补充有关，可暂停降钙素几天，再次使用依然有效。还有部分患者会有皮疹、荨麻疹、潮红、局部鼻黏膜反应等过敏反应；有哮喘或持续性气道梗阻的患者慎用降钙素。

甲状旁腺激素对骨质疏松症的治疗有什么作用？

甲状旁腺激素（PTH）是由84个氨基酸构成的多肽激素，是调节钙、磷代谢及骨转换最为重要的肽类激素之一。它能精细调节骨骼的合成代谢及分解代谢过程，有明显促进骨形成、增加骨量及改善骨生物力学性能的作用。但其作用要低剂量、间歇用药。重组人甲状旁腺激素rhPTH（1-34）是目前唯一对骨合成代谢有促进作用的PTH药物，已被批准作为治疗骨质疏松的临床药物。

噻嗪类利尿药对骨骼有什么作用？

噻嗪类利尿药降压及治疗冠心病疗效已明确。许多观察研究结果表明噻嗪类利尿药能降低肾脏对钙的排泄，但不影响小肠对钙的吸收，而且使外部的钙平衡向正方向转移，从而显著提高骨密度，降低骨流失率、减少骨折的发生率。但还需要更多的实验来论证。

促进骨形成的药物有哪几类？

近年来，关于促进骨形成药物的研究越来越多，主要有以下几类：重组人甲状旁腺激素 rhPTH（1–34），通用名特立帕肽；锶盐类如雷奈酸锶；活性维生素 D 及其类似物如骨化三醇、α–骨化醇；维生素 K 类，如四烯甲萘醌等等。

氟化物为什么可以治疗骨质疏松症？

氟离子通过促进成骨细胞的有丝分裂使成骨细胞数增加，促进骨的形成，同时氟可以替代羟磷灰石中的羟而形成氟磷灰石晶体，能抵抗骨吸收。近年来的临床研究显示，只要剂量适当，氟化物能在提高骨密度的同时降低骨折率。

常用治疗骨质疏松症的氟化物有哪些？

目前应用于临床的氟化物，即特乐定，是单氟磷酸谷氨酰胺和钙组成的混合物，其氟离子可以促进成骨细胞形成新骨，钙盐可以使形成的新骨得以矿化，从而恢复丢失的骨量。但该药有一定的副作用，如产生钙化缺陷，长期使用虽可增加BMC，但骨的强度和骨的其他生物质量却下降，因而并不适宜长期应用。

骨质疏松症药物治疗的原则是什么？

治疗原则：缓解骨痛，改善功能，提高骨量，预防骨折。治疗强调有目的、有计划、有监测。具体为常规补充钙及维生素D，根据患者的具体情况，合理选择抑制骨吸收和促进骨生成的药物：如雌激素、孕激素、雄激素、降钙素、双膦酸盐、甲状旁腺激素、雷奈酸锶、氟化物等。

为什么说骨质疏松症越早治疗效果越好？

骨质疏松症必须在早期进行保健预防治疗，否则只能是对症处理。骨质疏松是中老年人骨生理代谢衰退的一个过程，只是在每个人身上所表现的症状、程度不同而已，到最后造成骨破坏、骨变形时，已经不可能再恢复原状。骨质疏松症中最常见的一种是老年性的骨质疏松症，其发病的主要原因是随着人的机体老化、人体内的各脏器功能逐渐减弱，体内各方面体液（包括激素，各种与骨质代谢有关的酶、蛋白质和因子功能等）调节不协调，使骨组织的成骨与破骨的功能失去年轻时的平衡状态，使生成骨组织的速度略小于老化骨组织的速度，日常积累逐渐形成骨质疏松。因此，骨质疏松的预防一定要趁早。在30岁以前多"存"些骨量，增加骨骼中骨基质和骨矿物质的含量，防止骨质的分解，促进其合成，缓解或减轻因骨质疏松引起的疼痛及不适感。

老年人的骨质疏松症治疗有什么重要意义？

骨质疏松是骨骼老化的表现之一，在老年人尤其多见。在治疗上应充分考虑引起骨质疏松症的各种因素，采取综合治疗措施。那么，老年人患骨质疏松后的治疗方法有哪些呢？

（1）加强营养：给以高蛋白饮食、钙和各种维生素。高蛋白有利于骨基质的形成，钙的补充将能促进钙的平衡。牛奶含有丰富的蛋白质和钙，是一种比较理想的治疗饮食，也可服用适量的钙片、维生素D和维生素C。

（2）应用性激素：性激素对骨质疏松的治疗，已被广泛应用于临床。女性可用己烯雌酚，男性可用甲基睾酮。由于雌激素副作用大，故目前多主张小剂量用法，或雄激素和雌激素合用，以减少雌激素的用量和副作用。

（3）体育锻炼：体育锻炼对骨骼代谢起着极为良好的作用，能够延缓骨质的衰老，通过肌肉的收缩和对骨骼的刺激，能够促进成骨细胞的活动，利于骨基质的形成。如果大家在年轻时就注意加强体育锻炼，就能够有效预防和减缓骨质疏松的出现。对于已经出现骨质疏松的患者来说，适当的体育锻炼能够控制骨质疏松的进程。

女性绝经期后如何用激素替代疗法治疗骨质疏松症？

已有大量研究证实，绝经后妇女单独应用雌激素或与孕激素联合应用可以预防骨量的丢失。雌激素的剂量与疗效有明显关系，通常强调使用最低有效剂量，以避免其副作用。激素替代疗法（HRT）需连续应用，如要停止，则应加用其他治疗药物，以保持对骨量的有利影响。

等到发现骨质疏松症时再治疗晚了吗？

骨质疏松症任何阶段开始治疗都比不治疗好。及早得到正规检查，规范用药，可以最大程度降低骨折发生风险，缓解骨痛等症状，提高生活质量。

重症骨质疏松症患者有哪些注意事项？

骨质疏松症的严重后果是发生骨质疏松性骨折，即脆性骨折。常见于老年人群及骨量低下的骨质疏松症患者，被认为是骨骼功能衰竭的表现。常见的骨折部位是脊柱，尤其是胸腰段椎体，髋部、桡骨远端、肱骨近端也是常见的骨折部位。所以预防骨质疏松非常重要，可控因素包括避免低体重、忌烟戒酒、忌咖啡及碳酸饮料，晒太阳，适当体力活动，补充钙及维生素D。对于老年人防止摔跤是最重要的措施，包括适量运动改善肌力，提高动作协调和平衡能力；改善视力和营造良好的居住和照明环境；使用地毯要特别小心；高龄老人外出要有人照顾，同时在医生指导下采取一定的预防和治疗措施：如经皮椎体成形手术可以有效改善胸腰椎压缩性骨折的疼痛及伴发的其他症状。

哪些患者适合做椎体成形手术？

重症骨质疏松症是骨骼功能衰竭的表现，常见于老年人群及骨量低下的骨质疏松症患者，常见部位是脊柱，尤其是胸腰段椎体。椎体成形手术不仅仅是治疗骨折，而且是为了预防骨折并发症，降低病死率，提高康复水平，改善生活质量。主要适应证是骨质疏松症、骨血管瘤、骨髓瘤和各种椎体转移性肿瘤引起的椎体压缩性骨折。

什么是骨质疏松症的介入疗法？

包括经皮椎体成形手术、椎体后凸成形术及减压融合固定术。属于脊柱微创手术，其通过经皮向椎体内注入加固材料（骨水泥或可注射性自固化磷酸钙人工骨），达到增强椎体生物力学强度的目的，从而消除或减轻与此相关的症状及并发症。

骨质疏松症患者怎样进行个体化治疗？

骨质疏松症是一种以骨强度受损、骨折危险性增加为特点的代谢性骨病。治疗方案首先要综合考虑患者的性别、年龄、对药物治疗有无反应，有无其他继发性原因导致骨丢失和骨折风险增加；其次要评估患者的依从性，这是影响疗效的重要因素；另外针对所用不同类型抗骨质疏松药物，对骨代谢指标、骨密度、脊柱侧位片等及时复查，评估疗效。

骨质疏松症患者怎样联合用药?

（1）钙剂+维生素D：是老年性骨质疏松治疗的基本选择。

（2）钙剂+维生素D+双膦酸盐，或钙剂+维生素D+降钙素：是骨质疏松治疗的最常用手段。3种药物联合，可充分发挥各自优势，并避免彼此不足。

（3）雌激素+"1"：即雌激素+维生素D、雌激素+双膦酸盐或雌激素+降钙素，适用于绝经后骨质疏松患者。研究证明，在雌激素治疗的同时联合应用维生素D、双膦酸盐或降钙素，可获得比单纯应用雌激素治疗更好的临床疗效，且雌激素有效剂量减小，不良反应发生率下降。

（4）甲状旁腺激素：建议在抑制骨吸收药物之前使用。

如何防治骨质疏松性骨折?

骨质疏松症最严重的并发症是骨质疏松性骨折。由于骨质疏松引起的骨折严重威胁老年人的身心健康，并影响老年人的生活质量，其致残率、致死率以及医疗护理费用均十分高昂，其重要性仅次于心脑血管疾病。在骨质疏松性骨折中，脊柱骨折、髋部骨折和桡骨远端骨折最为常见。临床骨质疏松的个体化治疗十分重要，治疗原则是：缓解骨痛、改善功能、提高骨量、预防骨折。治疗强调有目的、有计划、有监测。

骨质疏松性骨折的治疗方法包括复位、固定、功能锻炼和抗骨质疏松药物的使用。理想的骨折治疗是将四者有机地结合起来，不加重局部损伤而将骨折整复，骨折固定应尽可能不妨碍肢体活动。早期功能锻炼以及配合用药可使骨折愈合和功能恢复达到比较理想的结果。由于老年人骨折的自身修复能力降低，并存疾病较多，除了防治骨折局部并发症外，对高龄的骨质疏松性骨折患者还需积极防治下肢深静脉血栓形成（DVT）、脂肪栓塞综合征、坠积性肺炎、泌尿系感染和压疮等并发症。在治疗骨折的同时，还应积极治疗骨质疏松症，改善骨质量，以防再次发生骨折。

如何防治骨质疏松症造成的脊柱骨折？

骨质疏松症造成的脊柱骨折一般是压缩性骨折，是比较常见的骨折，如果无症状是不需要手术治疗的。对于有症状的患者，早期疼痛使用降钙素有效，背部疼痛明显者可采用神经根阻滞封闭术。双膦酸盐及锶盐可有效预防其他椎体再发生压缩性骨折。支具治疗对缓解疼痛及日常生活自理能力是有效的。急性期患者可仰卧硬板床上，腰部用枕垫起。枕垫正对骨折部位，保持脊柱过伸位。静卧2~3天后，骨折处出血停止，疼痛减轻及腹部胀气消退后，即开始腰部背伸肌锻炼。卧床3个月，天天坚持功能锻炼，大部分患者可获得良好的效果。手术治疗可提高该类患者的生活质量，具体有椎体成形术、椎体后凸成形术及减压融合固定术等微创手术，具有省时、止痛好、对脊柱运动功能影响小且耐受性好等优点，但是存在骨水泥泄漏等不足。总之目前尚缺乏何种治疗是最有效的研究证据。

如何防治骨质疏松症造成的髋部骨折？

老年髋部骨折是骨科常见的临床疾病之一，其最突出的特点是老年骨质疏松症的发生，使人体骨骼发生不同程度的病理改变而导致骨脆性的增加，易发生骨折。另外，髋部骨折发生在高龄患者居多，且患者健康状况常不佳，还具有诸多的合并症，治疗时麻醉与手术风险高，术后系统性并发症发生率明显高于年轻人。由于患者局部骨质量和骨强度降低，因骨质改变致把持力降低而使内固定或人工植入物失败的风险增高，对骨质量、骨强度的治疗效果短期内难以显现，骨科医师必需根据患者的自身情况，对采用侵入性治疗或非手术治疗以及治疗效果之间进行反复权衡和评估，以做出合理的选择。

老年髋部骨折与中青年髋部骨折相比具有一定的特殊性：①患者通常合并骨质疏松症；②骨折后长期卧床，可导致严重的并发症，如坠积性肺炎、尿路感染、压疮、下肢深静脉血栓；③伤后致死率相对较高，统计结果显示，髋部骨折后1年死亡率高达33%。因此，临床骨科医生常对此类患者采取积极的手术治疗，以避免致命的并发症。

如何防治骨质疏松症造成的腕部骨折？

骨质疏松性骨折主要发生于老年患者，而且骨折多发生于富含松质骨的长骨干骺端、椎体等部位。骨质疏松症造成的腕部骨折通常为跌倒所致。老年人跌倒，无意识的手掌或手背撑地，体重的反作用沿手部传导至桡骨远端。而此处骨质以松质骨为主，是骨质疏松较早发生并程度较重的部位，易发生骨折，且多为粉碎性，影响腕关节面。所以避免跌倒是防治重点。本病发病率女性明显多于男性，如不及时复位和治疗，常造成腕关节和手指功能障碍。既要重视骨折本身的治疗，也要积极治疗骨质疏松症。整复、固定、功能活动和必要的抗骨质疏松药物治疗是治疗骨质疏松性骨折的基本原则。

如何防治骨质疏松症造成的肩部骨折？

骨质疏松症造成的肩部骨折多为间接暴力引起，侧身摔倒或轻微外力碰撞，就可能导致肩关节骨折。另外咳嗽、打喷嚏、大笑、弯腰拾东西或回头转身时都有可能会发生骨折。因此应避免上述举动。如已发生骨折，应早期给予止痛、合理体位以避免组织粘连、心理护理及肩关节康复训练等。要观察患者骨折愈合及肩关节活动情况，防止肩关节僵硬，最终达到恢复肩部及关节功能的目的。

如何防治骨质疏松症造成的踝部骨折？

踝关节骨折是一种常见的创伤，发病率占各个关节内骨折的首位。骨质疏松症造成的踝部骨折一部分源于直接暴力，而更常见的原因来自扭转等间接暴力。踝关节骨折伴三角韧带完全断裂时，往往同时合并下胫腓联合分离。固定腓骨，修复三角韧带，就能够恢复踝关节的正常生物力学环境和稳定性，这时即使不固定下胫腓联合，也可以获得下胫腓联合的稳定。固定腓骨和下胫腓联合，而不修复三角韧带，虽然仍能恢复踝关节的稳定性，但三角韧带会愈合不佳、韧带松弛及功能不良，最终仍会导致创伤性踝关节炎。

踝关节骨折的治疗强调解剖复位、坚强固定。对于踝关节骨折及周围韧带损伤的治疗方法有手法复位、夹板固定和切开复位手术治疗。

如何防治骨质疏松症造成的肱骨骨折？

肱骨外科颈以松质骨为主，是骨质疏松骨折的好发部位。松质骨与皮质骨的交界处，极易发生骨折。骨折多为间接暴力引起，侧身摔倒或轻微外力碰撞，就可能导致骨质疏松性骨折。在老年人，由于骨质疏松及韧带松弛，常合并关节脱位和肱骨大结节撕脱骨折。

既要重视骨折本身的治疗，也要积极治疗骨质疏松症。整复、固定、功能活动和必要的抗骨质疏松药物治疗是治疗骨质疏松性骨折的基本原则。

如何防治骨质疏松症造成的膝部骨折？

骨质疏松症造成的膝部骨折多为跌倒所致，老年人下肢力量减退，本来就存在膝关节退行性改变，遇到劳累、受凉、扭伤等，可导致关节肿痛、积水、活动受限等。跌倒时膝关节着地，体重的反作用传导至膝部。骨折程度较重时，多为粉碎性，常影响膝关节面。所以避免跌倒是防治重点。另外无论是工作还是日常生活中，都应当注意保护膝关节。既要重视骨折本身的治疗，也要积极治疗骨质疏松症。整复、固定、功能活动和必要的抗骨质疏松药物治疗是治疗骨质疏松性骨折的基本原则。

📖 中医治疗

什么是中医的肾主骨理论？

《灵枢·经脉》云："人始生，先成精，精生而脑髓生，骨为干……筋为刚……"这说明人的骨骼生长发育均依赖于肾精，肾精藏于骨，肾精在骨髓腔化生骨髓，肾精充实则骨髓满，骨髓提供气血津液濡养骨。骨为奇恒之腑，其特点是藏而不泻，肾精满则骨壮而坚。若先天禀赋不足或年老体虚，以致肾气亏损，肾精不足，髓失所养，髓空骨软，发为本病。现代医学研究证明肾虚证的实质为下丘脑-垂体-性腺（肾上腺）轴功能低下，针灸补肾法可以调节下丘脑-垂体-性腺（肾上腺）轴功能，从而提高体内雌激素水平，促进骨形成，抑制骨吸收，改善衰老症状和骨代谢，提高骨密度，为"肾主骨"的理论提供了佐证，也为指导临床防治骨代谢疾病提供了科学依据。

中医如何看待骨质疏松症？

中医学虽没有骨质疏松症的概念，但对于骨质疏松的临床表现和中医发病机制则早有记载。早在《黄帝内经·上古天真论》中就有"女子七岁，肾气盛，齿更发长，二七而天癸至，任脉通，太冲脉盛，月事以时下"，至"四七"则"筋骨坚，发长极，身体盛壮"；"丈夫八岁肾气实，发长齿更。二八，肾气盛，天癸至"，至"三八"则"肾气平均，筋骨劲强"；而女子至"七七"则因肾中精气渐衰所表现出的"任脉虚，太冲脉衰少，天癸绝，地道不通，故形坏而无子也"，及丈夫"七八肝气衰，筋不能动，天癸竭，精少，肾脏衰，形体皆极"的理论。西医学采用双能X线骨密度测量法测定的正常人体骨密度变化的规律与之相符。

西医学认为骨质疏松症是以骨总量减少，骨质有机成分生成不足，继发钙盐沉着降低，伴有腰背痛或神经症状，甚至发生骨折的一种病症。临床表现为骨骼酸痛、痿软，身高变矮、驼背，甚则骨脆易折。以老年、绝经后妇女多见。当代中医研究将其归为"骨痿""骨枯""骨痹"等范畴，认为骨质疏松症的病机为肝脾肾三脏素体亏虚，或风寒湿邪侵袭人体，伤及肝脾肾三脏。故肝肾亏虚、脾虚、血瘀为其发病的病理基础。肝藏血，肝血不足则骨失于气血濡养而痿躄、疼痛，所谓"不荣则痛"；脾为后天之本，仓廪之官，是气血化生之源，脾虚则气血化生不足，津液散布乏力，亦影响骨的健壮而出现营养不良性骨质疏松；肾主骨，肾藏精填髓，肾精亏虚则骨髓化生乏源，髓不养骨则骨痿软易折，导致肾性骨质疏松症。或久病伤正，风寒湿邪流注肾经，使肾气不能通达充实、温煦骨腑而发病。久病易虚易瘀，瘀血阻滞经脉，气血运行不畅，骨失荣养也可发骨痹。

故中医认为肾虚是骨质疏松症的根本原因，脾胃亏虚是骨质疏松症发病的重要病机，血瘀则是骨质疏松症的病理产物和促进因素，肝脏与骨质疏松症亦有密切关系。

中药治疗骨质疏松的作用原理是什么？

中医认为骨质疏松症属本痿标痹。现代中医药研究发现中药治疗骨质疏松症的机理主要包括促进成骨细胞的增殖与分化；抑制破骨细胞骨吸收功能和促进其凋亡；影响松质骨的生物力学性能，其主要能够修复松质骨被破坏的微细的空间立体形态结构，增加骨质密度，提高钙、磷含量，纠正骨代谢紊乱，调整骨质成分构成比例的平衡；调节雌二醇、降钙素等激素分泌水平，提高骨质密度及其抗弯曲能力；调节骨骼中微量元素（钙、镁、磷等）的含量变化，改变骨质的代谢情况，促进骨密度的提高；影响骨代谢局部调节因子的分泌与合成，从而促进骨形成和抑制骨吸收；影响与骨质疏松症相关基因的表达。有人通过观察中药对成骨和破骨细胞的影响证实，平补肾之阴阳表现为温和地促进成骨细胞增殖和一定的抑制破骨细胞的作用；加重补阳药则对成骨细胞的增殖加强，对破骨细胞的活性抑制减轻。加重养阴药则对成骨细胞增殖作用减弱，而对破骨细胞活性的抑制加强；养阴同时加入泻火药则明显增加对破骨细胞活性的抑制。补肾药具有性激素或促性腺系统功能作用，以雄性激素睾酮作用明显。健脾药能降低甲状旁腺素浓度，抑制骨吸收；滋肾健脾双补可协同增强上述两方面作用，且增加降钙素浓度，缓解骨质疏松造成的疼痛。

中药治疗骨质疏松症以补虚为主，化瘀为辅，主辅兼顾，并且提出了补肾益精、补肾益肝、补骨健脾和补肾活血等方法。中药首选补阳药，其次为补阴药，佐以补气药、补血药。

中医如何辨证论治骨质疏松症？

骨质疏松症是一种常见的疾病，中医认为，骨质疏松主要是由于脏虚精亏，导致脏腑功能的整体失调所致。所以在治疗骨质疏松时，必须从内而外，根据每个人的具体情况调理，这才是治疗之道。

在临床上，骨质疏松症患者往往表现为腰背疼痛、身高变矮、驼背、骨折等，但是很大一部分老年患者仅有些驼背或身高变矮，这往往容易被忽视。而对这些老年人进行骨密度的检测，则往往会发现骨密度的下降，这就是我们所说的"松"；另外大多数骨质疏松症患者是以各种疼痛而就诊，起初往往会被误认为其他疾病，实则经骨密度检测是骨质疏松症，这就是骨质疏松症的"痛"。因而，患者要求首先解决的是"痛"而不是"松"，故在临床治疗上如何把握"痛"与"松"的关系至关重要。该病就"松"而言是"痿与枯"，若以"痛"而言则属"痹"，本痿标痹，虚实夹杂。故治疗上应遵循"急则治其标，缓则治其本"的治疗原则。以疼痛为主诉者以活血化瘀药物治疗为主，兼以补肾扶正；而以脊柱畸形、易骨折等为主诉者，则以补肝肾、强筋骨药物治疗为主，辅以活血化瘀治疗。

1.肾阳虚证

临床表现：腰背和四肢痛，脊柱畸形，易发生骨折，腰膝酸冷，形寒肢冷，尤以下肢为甚，神疲乏力，小便频数、清长，夜尿多，舌淡，苔白，脉沉细无力，尺部尤甚。

治则：温肾壮阳。

方药：二仙汤加减。

2.肾阴虚证

临床表现：多见腰背和四肢痛，脊柱畸形，易发生骨折，头目眩晕，腰酸腿软，滑精，自汗盗汗，失眠，健忘，口燥咽干，五心烦热，潮热盗汗，舌红少津，少苔或无苔。尤其是现代生活节奏的加快，使人体"生物钟"产生紊乱，极易产生"阳常有余，阴常不足"的症状。典型症状为腰酸痛，时发骨痛，喜揉喜按，五心烦热，失眠多梦，形体消瘦。

治则：滋阴补肾。

方药：知柏地黄丸加减。

3.脾胃气虚证

临床表现：腰脊、周身疼痛，神疲，怠倦乏力，纳呆食少，心悸失眠，气短懒言，精神不振，自汗，头晕目眩，舌质淡红胖大，边有齿痕，苔白，脉细弱无力或虚缓。

治则：益气健脾。

方药：四君子汤加减。

4.气血不足证

临床表现：形体消瘦，少气懒言，神疲乏力，自汗体虚，心悸失眠，面色不华或萎黄，舌质淡嫩，脉细弱无力。

治则：益气养血。

方药：归脾汤加减。

5.肝肾不足证

临床表现：腰脊、下肢疼痛，腰膝酸软无力，踝部无力易损伤，伴口干舌燥，五心烦热，眩晕耳鸣，失眠多梦，健忘盗汗，舌红少津，苔少，脉细或数。

治则：滋补肝肾。

方药：二至丸加减。

6.血瘀证

临床表现：面色晦暗，口唇暗或紫，肢体刺痛，部位固定，舌绛，有瘀点、瘀斑，脉细涩或结代。

治则：活血化瘀，通络止痛。

方药：身痛逐瘀汤加减。

《灵枢》云："血和则经脉流行，营复阴阳，筋骨强劲，关节清利"，即骨骼的濡养有赖于精充髓满、血和气旺。因此血脉之盈虚、血行之畅塞，均直接影响着骨骼的营养和生长。故在上述治疗的基础上，应酌情加用养血和营之品。常用中药如具有活血作用的川芎、丹参、怀牛膝等；具有补血作用的阿胶、白芍、刺五加、何首乌等；以及既能补血又能活血的当归、鸡血藤等。使用时要注意补血而勿过腻滞，活血而勿动血伤正。

总之，治疗骨质疏松症时，需根据患者的症状，进行辨证论治。用药时多以培补肝肾、强壮筋骨为宗旨，酌情加用调理脾胃及活血养血之药品，从而使精充血和、骨正筋柔。

传统壮骨中药有哪些？

传统用于治疗骨质疏松症的中药中，选用频次最高的主要是补益药和活血祛瘀药，佐以清热药、祛风湿药、理气药、利水渗湿药、消食药、平肝息风药等，其中使用最多的壮骨中药有淫羊藿、杜仲、黄芪、补骨脂、熟地、当归、丹参、大枣、千年健、川木瓜、春砂仁、菟丝子、覆盆子、蛇床子、骨碎补、肉苁蓉、狗脊、巴戟天、续断、桑寄生、枸杞、怀牛膝、露蜂房等。

传统壮骨方剂有哪些？

在治疗骨质疏松症时当以补益肝肾，养血生精，强筋壮骨为主，佐以活血祛瘀，通络止痛，祛风除湿为原则。故临床多辨证选用以下壮骨方剂治疗骨质疏松症：独活寄生汤、虎潜丸、身痛逐瘀汤、桃红四物汤、乌头汤、桂枝芍药知母汤、乌附麻辛桂姜汤、薏苡仁汤、防风汤、蠲痹汤、二仙汤、知柏地黄丸、二至丸、归脾丸、四君子汤、左归丸、右归丸、金匮肾气丸等。

调治骨质疏松症的中成药有哪些？

临床上用于治疗骨质疏松症的中成药主要作用是以补肾壮骨、舒筋活络、祛瘀止痛为主，常见的有：健肾地黄丸、归肾丸、苁蓉健肾丸、鱼鳔补肾丸、复方补骨脂冲剂、健骨冲剂、肾骨胶囊、龙牡壮骨颗粒、健步虎潜丸、知柏地黄丸、六味地黄丸、仙灵骨葆、舒筋健腰丸、穿龙骨刺片、附桂骨痛胶囊、壮骨关节丸、归龙筋骨片、修正颈腰康、金匮肾气丸、左归丸、右归丸、活络丹等。

骨质疏松症的食疗方有哪些？

1.黄豆猪骨汤

原料：鲜猪骨250g，黄豆100g。

制法：黄豆提前用水泡6~8小时；将鲜猪骨洗净，切断，置水中烧开，去除血污；然后将猪骨放入砂锅内，加生姜20g、黄酒200g，食盐适量，加水1000ml，经煮沸后，用文火煮至骨烂，放入黄豆继续煮至豆烂，即可食用。每日1次，每次200ml，每周1剂。

功效及适应证：鲜猪骨含天然钙质、骨胶原等，对骨骼生长有补充作用；黄豆含黄酮苷、钙、铁、磷等，可促进骨骼生长，补充骨中所需的营养。此汤可预防骨骼老化、骨质疏松。

2.桑椹牛骨汤

原料：桑椹25g，牛骨250~500g。

制法：将桑椹洗净，加酒、糖少许蒸制。另将牛骨置锅中，水煮，开锅后撇去浮沫，加姜、葱再煮。见牛骨发白时，表明牛骨的钙、磷、骨胶等已溶解到汤中，随即捞出牛骨，加入已蒸制的桑椹，开锅后再去浮沫、调味后即可饮用。

功效及适应证：桑椹补肝益肾；牛骨含有丰富的钙质和胶原蛋白，能促进骨骼生长。此汤能滋阴补血、益肾强筋，尤甚适用于骨质疏松症、更年期综合征等。

3.虾皮豆腐汤

原料：虾皮50g，嫩豆腐200g。

制法：虾皮洗净后泡发；嫩豆腐切成小方块；油热后，加葱花、姜末煸香，入虾皮、豆腐，烹料酒后加水烧汤。

功效及适应证：虾皮、豆腐含钙量较高，常食此汤对缺钙的骨质疏松症患者有效。

4.猪皮续断汤

原料：鲜猪皮200g，续断50g。

制法：取鲜猪皮洗净，去毛、去脂、切小块，放入煮锅内，加生姜15g，黄酒100g，食盐适量；取续断煎浓汁后也加入锅内，加水适量，文火煮至猪皮软烂，即可食用。1日1次，适量饮服。

功效及适应证：猪皮含丰富的骨胶原蛋白，而骨胶原蛋白对人体的软骨、骨骼及结缔组织都具有重要作用。续断为川续断科多年生草本植物川续断的根，因能"续折接骨"而得名，有强筋健骨、益肝肾等作用。此汤可减轻骨质疏松引起的疼痛，延缓骨质疏松的发展。

5.当归炖羊肉

原料：羊肉250g，当归25g，生姜15g，精盐5g，味精3g。

制法：将羊肉洗净，切1.5cm见方的丁；当归洗净，切小片。净锅倒入适量水，上火，放入羊肉丁、当归、生姜，微开锅后撇去浮沫，小火炖至羊肉熟烂，调入精盐、味精即成。

功效及适应证：温阳补肾，温经通络。主治脾肾阳虚，寒凝经脉型骨质疏松症等。

6.猪骨炖海带

原料：猪排骨500g，猪棒骨2个，水发海带250g，枸杞子15g，葱段15g，姜片10g，大料2枚，花椒25粒，精盐6g，味精5g，料酒25g，胡椒粉5g，香菜10g。

制法：将猪排骨洗净，斩成4cm长的段；猪棒骨捶段；水发海带洗净，切块；枸杞子去杂质，洗净；香菜择洗净，切段，备用。净锅倒入适量清水，上火，放入猪排骨、棒骨、料酒，开锅后撇去浮沫，放入花椒、大料、葱段、姜片、枸杞子，炖半熟后，加入海带，调入精盐、味精、胡椒粉，炖至肉烂脱骨时，撒入香菜段即可，吃肉喝汤。

功效：补肾壮骨，强腰生髓。

7.黄豆核桃仁炖仔鸡

原料：仔鸡1只（约重750g），黄豆100g，核桃仁50g，葱段、姜片各10g，精盐、味精、料酒、胡椒粉各适量。

制法：将仔鸡宰杀，褪净毛，去内脏，洗净血污，改刀成块，入沸水中氽出；黄豆去杂质，洗净。净锅放入适量水，上火，放入鸡块、黄豆、核桃仁、葱段、姜片、料酒，大火烧沸，移小火炖至鸡肉软烂后，调入精盐、味精、胡椒粉，再炖10分钟即成。

功效：补肾益精，健胃强骨。

8.芝麻核桃粉

原料：黑芝麻300g，核桃仁250g，白砂糖100g，虾皮50g。

制法：将黑芝麻去杂质，洗去灰尘，晾干，入锅中炒熟，碾为细末；核桃仁炒熟，研成细末；虾皮晒干，研为细末。把芝麻粉、核桃仁粉、虾皮粉、白砂糖放在一块，拌匀，装入瓶中备用。每次取25g，用温开水冲服。

适应证：对各种骨质疏松症均有疗效。

9.猪脊枸草汤

原料：猪脊骨1具，枸杞子25g，甘草10g，精盐适量。

制法：将猪脊骨斩成块，入沸水中氽出；枸杞子去杂质，洗净；甘草入纱布包中。净锅倒入清水，上火，入脊骨，药包及枸杞，炖至脊骨肉烂骨酥时，加盐调味即可。

适应证：适用于糖尿病型骨质疏松症患者。

10.怀杞甲鱼汤

原料：怀山药、枸杞子各10g，甲鱼1只（约500g），姜、盐、料酒等调味品各适量。

制法：将甲鱼杀死后清洗干净，然后将甲鱼和怀山药、枸杞子一起入锅加适量的清水炖煮，待甲鱼熟后加入姜、盐、料酒等调味品即成。此汤可每周吃1剂。

功效及适应证：此汤具有滋阴补肾、益气健脾的功效，尤其适合有腰膝酸疼、眩晕耳鸣、失眠多梦、胃口不佳的女性骨质疏松症患者。

11.核桃补肾粥

原料：核桃仁、粳米各30g，莲子、怀山药、黑豆15g，巴戟天10g，锁阳6g。

制法：将黑豆泡软，莲子去心，核桃仁捣碎；将巴戟天与锁阳洗净后用纱布包裹好；将核桃仁、粳米、莲子、怀山药、黑豆和装有巴戟天与锁阳的药包一起入锅，加适量的清水熬煮，米熟后捞出药包即成。此方可每3天吃1剂。

功效及适应证：此方具有补肾壮阳、健脾益气的功效，尤其适合有腹泻、水肿、消化不良及阳痿等症状的中老年男性骨质疏松症患者。

12.茯苓牡蛎饼

原料：茯苓细粉、米粉、羊骨细粉、生牡蛎细粉和白糖各等份。

制法：将茯苓细粉、米粉、羊骨细粉、生牡蛎细粉和白糖一起放入盆中加适量的清水调和成软面。将此软面擀成薄饼，烙熟即成。此药饼可作为点心经常服食。

功效及适应证：此方具有补脾肾、壮筋骨的功效，尤其适合女性骨质疏松症患者。

13.法制黑豆

原料：黑豆500g，山茱萸、茯苓、当归、桑椹、熟地、补骨脂、菟丝子、旱莲草、五味子、枸杞子、地骨皮、黑芝麻各10g，食盐20g。

制法：将黑豆用温水浸泡30分钟。将上述12味药物装入纱布袋中，入锅加适量的清水煎煮30分钟左右，取出药液。如此煎取药液4次，将每次取得的药液都混合在一起。将混合后的药液与黑豆、食盐一起入锅煎煮，煮至药液干涸时取出黑豆。再将煮好的黑豆晒干后装入罐内或瓶内备用。可每日取适量的黑豆作零食食用。

功效及适应证：此方具有补肾养肝、强筋壮骨的功效，适合各种骨质疏松症患者。

14.茄虾饼

原料：茄子250g，虾皮50g，面粉500g，鸡蛋2个，黄酒、生姜、酱油、麻油、精盐、白糖、味精各适量。

烹制方法：茄子切丝，用盐渍15分钟后挤去水分，加入酒浸泡的虾皮，并加姜丝、酱油、白糖、麻油和味精，拌和成馅。面粉加蛋液、水调成面浆。植物油烧至六成热，舀一勺放入面浆，转锅摊成饼，中间放馅，再浇上半勺面浆，两面煎黄。

15.补肾强身糕

原料：仙灵脾15g，菟丝子、金樱子肉、制狗脊、苏打各10g，酒制女贞子20g，老发面浆1000g，白糖500g，鸡蛋7个。

烹制方法：将仙灵脾、菟丝子、金樱子肉、制狗脊、酒制女贞子去净灰渣，烘干研成细末。老发面入盆，加白糖搅和均匀。鸡蛋去壳，搅打起泡，倒入发面盆内，加入中药末，再用力搅匀，蒸前加大苏打，再搅均匀。蒸笼内铺一张干净湿纱布，放入方形木架，将面浆糊倒入，厚3cm，盖上笼盖，旺火开水蒸30分钟至熟，翻扣于案板上，晾凉后划成块即成。

16.荔枝干茶

原料：荔枝干15颗。

烹制方法：将荔枝干剥壳后洗净，以荔枝肉作茶，用沸水泡之，代茶饮用，食荔枝肉。

17.二子延年茶

原料：枸杞子、五味子各6g，白糖适量。

烹制方法：将枸杞子、五味子捣烂，加白糖适量，用开水冲泡，不拘时代茶徐饮。

18.桃酥豆泥

原料：扁豆150g、黑芝麻25g、核桃仁5g、白糖适量。

烹制方法：将扁豆入沸水煮30分钟后去外皮，再将豆仁蒸至烂熟，捣成泥。黑芝麻炒香，研末待用。油锅内倒油，油热后放入扁豆泥，翻炒至水分将尽，放入白糖炒匀，再放入黑芝麻、核桃仁炒匀即可。

19.红糖黑芝麻糊

原料：红糖、黑芝麻各25g，藕粉100g。

烹制方法：将黑芝麻炒熟后，加藕粉，用沸水冲后再放入红糖搅匀即可食用，每日1次。

外用中药如何调治骨质疏松症？

中药外治法治疗骨质疏松症主要是通过活血化瘀法来治疗。

（1）龟板20g、生地30g、枸杞30g、桑椹30g、党参15g、白术15g、杜仲15g、川断20g、肉桂10g、水牛角20g、麦冬30g、沙参30g，粉末调敷；

（2）自然铜20g、红花15g、透骨草15g、川芎20g、伸筋草15g、海风藤20g、红藤20g、威灵仙20g，水煎外敷；

（3）桃仁20g、红花10g、乳香15g、没药15g、制川乌10g、制草乌10g、干姜20g、侧柏叶20g、白芥子15g，煎水外敷；

（4）乌梢蛇20g、全虫10g、蜈蚣10条、煅龙骨30g、煅牡蛎30g、细辛

20g、三七20g、苍术20g，粉末调敷。

如何用针灸治疗骨质疏松症？

中医认为肾虚是骨质疏松症的根本原因，脾胃亏虚是骨质疏松症发病的重要病机，故骨质疏松症的针灸治疗主要从脾肾论治，取穴以足少阴肾经、足太阴脾经、足阳明胃经穴为主，可配合选用督脉、任脉、足厥阴肝经穴。主穴有肾俞、脾俞、足三里、三阴交、太溪、悬钟、大杼，配穴可选肝俞、气海、命门、腰阳关、至阳、大椎、阳陵泉、关元、夹脊等穴。其中肾俞、脾俞、肝俞分别为肾、脾、肝的背俞穴，可调节所属脏器的经气，是补肾填精、健脾益精、补虚培元之要穴。足三里为足阳明胃经合穴，太溪为足少阴肾经之原穴，大杼为八会穴之骨会。

中医如何用磁穴疗法调治骨质疏松症？

穴位磁疗法亦称磁穴疗法，是通过磁场作用于人体的经络穴位来治疗疾病的方法，具有镇痛、镇静、消炎、降压、调节经络平衡的作用。磁场是有极性和方向的。磁穴疗法通过磁场作用于人体经穴，可疏通经络，使气血通畅，改善全身气血运行，有效调节生理功能，从而达到治疗骨质疏松的目的。脉冲电磁场作用于骨骼，可诱导骨生成细胞产生各种骨生长因子，促进骨细胞的分化、生长，促进骨的愈合及神经再生。适当强度的脉冲电磁场对骨的生长有促进作用，可增加骨细胞DNA合成的速率，促进骨细胞的增长；还可促进骨折血肿的吸收，加速骨折死骨的吸收，使纤维性骨痂转变为骨性骨痂的过程加快，从而使骨折的愈合率大大提高。另外，脉冲电磁场治疗可提高骨密度和骨生物力学性能，对骨质疏松可起到一定的预防和治疗作用。

骨质疏松的发生与激素调控、营养状态、物理因素、免疫功能和遗传等因素的变化密切相关。绝大多数患者疼痛发生于疾病的中后期。磁疗时磁力线穿透皮肤深入到骨组织内部，在骨骼内部形成动态电场，促使钙离子流动，影响细胞行为和改变胶原的聚集与排列，使骨骼结构逐渐得到改善，减少骨量丢失、缓解疼痛。并且磁场还可促使丘脑下部垂体分泌内啡肽，从而产生良好的镇痛作用。磁场能扩张微血管，促进毛细血管增殖，从而改善微循环，以利于局部病理组织渗出物吸收与消散加快，降低组织间的张力，解除对神经末梢的机械性压迫，从而使骨质疏松症患者的疼痛症状缓解。电磁场还会诱发下丘脑释放促皮质激素，促进发生酶促反应。电磁场能够对骨组织内细胞生长因子形成刺激作用，利用分泌机制参与骨重建偶联，从而提高骨密度，还可以促进骨折愈合延迟。电磁场能够使血液供应得以改善，使氧张力下降，提高 pH，加速软骨释放出钙离子，进一步加快钙化过程。

治疗部位：胸腰椎及四肢疼痛明显部位。一般选用低频脉冲磁疗治疗，时间每次 30~40 分钟，每日 1 次，10 次为 1 个疗程。

中医如何用刮痧疗法调治骨质疏松症？

刮痧是中国传统的自然疗法之一，它是以中医皮部理论为基础，利用刮痧器具，刮拭经络穴位，通过良性刺激，充分发挥营卫之气的作用，使经络穴位处充血，改善局部微循环，祛除邪气，疏通经络，舒筋理气，祛风散寒，清热除湿，活血化瘀，消肿止痛，以增强机体自身潜在的抗病能力和免疫功能，从而达到扶正祛邪、防病治病的目的。

刮痧疗法治疗骨质疏松症能很好改善患者的腰背疼痛症状，通过刮痧来疏通肾经、补益肾精，从而防治骨质疏松症。

刮痧部位：①大椎、肝俞、肾俞、太溪、复溜；②督脉、足太阳膀胱经；③双侧胸腰背部的肌肉。

方法：用刮痧板棱角点刮大椎、肝俞、肾俞，每个穴位点刮 20 次，力量由轻到重；用刮痧板棱角端从复溜刮到太溪，10~20 次；再应用刮痧板刮拭督脉、足太阳膀胱经，每条经络 10~20 次，呈一条直线下刮，尽可能地拉长；最后刮拭双侧胸腰背部的肌肉，应用刮痧板从脊柱两旁向双胁肋方向刮，每条刮拭8~10次。刮拭原则均为上到下，内到外，刮痧板与皮肤呈45°角。每3天刮痧1次，5次为1个疗程。

中医如何用拔罐疗法调治骨质疏松症？

拔罐疗法是利用燃烧使罐内形成负压，局部产生刺激形成充血或瘀血现象，达到祛瘀止痛之目的。拔罐疗法能有效缓解骨质疏松症患者的疼痛症状。

选穴：颈、腰、背部的疼痛部位。

操作方法：留罐、走罐、刺血拔罐均可。①留罐：留罐时间一般每次5~10分钟；②走罐：在背上涂上润滑油后，将罐吸拔在疼痛部位，手握罐底，沿肌肉、肌腱行走方向，沿颈部到腰部或由腰部来回推移，至皮肤潮红为止。留罐、走罐均可每日1次，10次为1个疗程。③刺血拔罐法：暴露患者患部皮肤，常规碘伏消毒，沿患者疼痛感觉或麻木部位用皮肤针轻叩刺。操作时，以右手握住针柄后端，食指伸直压在针柄中段，利用手腕力量均匀而有节奏地弹刺，叩打一定部位。频率120~150次/min，刺血所要求的刺激强度适度，微红至微出血，拔罐5~10分钟后用消毒棉花轻擦患部瘀血，再用碘伏消毒后休息10分钟，观察无异后结束。每3天1次，连续3周为1个疗程。

中医按摩治疗骨质疏松症的机制是什么？

骨质疏松症的中医病名为骨痹，以肝脾肾三脏亏虚，夹杂风、寒、湿外邪而发病，病性为虚实夹杂。当人体受到风、寒、湿侵袭后，即可导致脏腑功能失调，产生病理产物，如瘀血、气郁、痰涎、宿食、水浊、邪火等。中医认为按摩能借助摩擦和皮肤的震动，使得血液和淋巴液循环加快、疏通经络、消肿止痛，从而达到骨形成增加，骨吸收减少。有研究发现推拿确实能够缓解骨质疏松所致的骨痛、腰背痛等症状，改善患者的衰老症状及生活质量水平，能够提高骨质疏松患者的骨密度，对绝经后骨质疏松症（Ⅰ型）及老年性骨质疏松症（Ⅱ型）均有效。推拿能补益脾肾，活血通络，祛瘀止痛，从而提高对维生素D的活化能力和肠钙的吸收，使胃肠蠕动加快，增强消化功能。

中医按摩治疗骨质疏松症的方法有哪些？

按摩方法：

①掌摩关元5~10分钟。

②点按肺俞、心俞、肝俞、脾俞、肾俞各50~100次。

③拿捏关元、合谷、内关、曲池、肩井、风池、太溪、太冲、足三里、上巨虚、下巨虚、三阴交各5~10次。

④虚掌拍击全身1~2遍。

⑤缓慢伸屈活动各关节3~5次。

⑥擦涌泉100~200次。坚持每日按摩1次，按摩手法不要过重。

饮食营养篇

◆ 营养与骨质疏松症的关系是怎样的?

◆ 哪些营养素能促进骨骼的强壮?

◆ 膳食平衡对骨质疏松症患者有什么重要意义?

◆ 骨质疏松症患者如何安排一日三餐?

◆ 骨质疏松症患者如何通过饮食补充钙呢?

◆ ……

营养与骨质疏松症的关系是怎样的？

合理膳食营养是维持正常骨骼的基本条件。钙摄入不足可能妨碍青少年骨骼的正常发育，导致老年骨质疏松的发生发展，而提高钙摄入可以增加或维持骨密度。维生素D摄入不足，会减少肠道钙的吸收利用；而足量维生素D补充能够延缓骨质丢失，减少骨折发生率。膳食中磷的大量摄入，可降低肠道内钙的吸收，对处于骨骼增长期的儿童和青少年，可能会妨碍骨质正常生长发育，而对于钙吸收和转运低下的老年人，则可能加速骨丢失。蛋白质大量摄入时可使尿钙排泄量增加。因此合理膳食营养对预防骨质疏松有重要意义。

哪些营养素能促进骨骼的强壮？

钙、维生素D、胶原蛋白和弹性蛋白、镁、钾、维生素K等营养素能促进骨骼的强壮。

膳食平衡对骨质疏松症患者有什么重要意义？

膳食因素是影响骨质疏松症的一个可控因素。通过合理膳食，不但有利于生命前期最佳骨峰值的获得，而且有利于生命后期骨丢失的减少，这对预防骨质疏松症有重要意义。

骨质疏松症患者如何安排一日三餐？

骨质疏松患者在安排一日三餐时，要注意食物品种的合理搭配，可选择适宜食物：

（1）主食的选择：豆类及豆制品、面筋、大米、花生等。

（2）肉、蛋、奶的选择：牛奶、鱼类、虾蟹、青鱼、鸡蛋、红肉、虾米等。

（3）蔬菜的选择：油菜、胡萝卜、青椒、西红柿、西兰花、黄瓜、西芹等。

（4）水果的选择：苹果、香蕉、猕猴桃、橘子等。

其中每日饮用鲜奶保持500ml较为适宜；注意适量摄入蛋白质，但不能过多；不能吃得过咸。

骨质疏松症患者如何通过饮食补充钙呢？

补钙最好又最经济安全的途径就是通过食物来摄取充足的钙，每100ml牛奶中，大概会含有100mg的钙，而且牛奶中钙的吸收率是比较高的。除了提供钙以外，有的牛奶中还强化了维生素D，还可以提供优质的蛋白、维生素和微量元素，有利于人体改善整体的营养状况。有的人有乳糖不耐受，可以建议摄入酸奶，因为酸奶可以将一半以上的乳糖发酵成半乳糖，就可以在一定程度上避免乳糖不耐受的发生。还有大豆及豆制品的含钙量也非常高。除此之外还有一些水产品，比如虾、海带、紫菜、海鱼；还有一些坚果类的，如榛子、松子、山核桃、花生仁、芝麻酱等等含钙量也很高。一些深绿色的蔬菜，比如金针菜、茴香、荠菜、油菜、香菜、蛇豆、大头菜等等，含钙量也较高。西兰花、甘蓝菜等这些十字花科的菜，不仅含钙丰富，而且草酸的含量很少，也是钙的良好来源。

如何促进饮食中钙的吸收？

（1）维生素D能促进钙和磷在肠道中的吸收。成人每日口服维生素D100~200国际单位时，钙的吸收就明显增高。食物中富含维生素D的有鱼肝油、鸡蛋黄、奶油、猪肝、牛奶等，植物性食物维生素D含量极低。人的皮肤中含有7-脱氢胆固醇，经紫外线或阳光照射后可转变成维生素D，因此，儿童经常晒太阳，可促进钙吸收。

（2）乳糖能促进钙的吸收。由于乳糖和钙形成低分子可溶性化合物，可加快小肠吸收钙的速度。

（3）膳食中蛋白质供应充足，有利于钙的吸收。蛋白质消化分解而来的氨基酸，尤其是赖氨酸和精氨酸，与钙形成可溶性钙盐，有利于钙的吸收。

（4）适宜的钙、磷比值可促进钙吸收。一般认为钙、磷比值在2∶1时有益于钙吸收。

（5）赖氨酸、精氨酸、色氨酸等氨基酸可增加钙的吸收，尤以赖氨酸的作用最为明显。氨基酸可与钙形成容易吸收的钙盐，故膳食中适量的蛋白质可以增加小肠吸收钙，但是过量的蛋白质摄入，也增加尿钙排出，导致负钙平衡。

人体每天钙的需求量是多少？

中国营养标准：儿童每天需钙量为800mg，青少年需钙量为1200mg，成人需钙量为800~1000mg，孕妇乳母需钙量为1500mg。

如何计算饮食中的钙含量？

（1）奶制品：钙的来源以奶及奶制品为最好。奶类不但含钙丰富，且吸收率高，是补钙的良好来源。每100ml牛奶，钙含量达近100mg。

（2）豆制品：大豆本身含钙量并不算高，100g干大豆只有91mg的钙，而100g豆腐的钙含量竟然能达到164mg，豆腐、豆腐丝、豆腐干等豆制品用含钙凝固剂加工，是钙的良好来源；而豆浆、豆汁、内酯豆腐等含钙量比较低。此外，考虑到大豆中含有较多草酸，钙的吸收利用率比较低，还是建议吃豆腐、豆腐干等豆制品补钙，而不是直接吃大豆或喝豆浆。

（3）蔬菜类：含钙相对高的有小白菜、油菜、茴香、芫荽、芹菜等，每100g钙含量也在150mg左右。

（4）海产品：从营养成分上看，虾皮的含钙量是同等重量牛奶的十几倍，但是虾皮中只有钙，没有帮助钙吸收的元素，它不含有维生素D，所以钙的利用率不能得到充分保证。还有些海产品钙含量也相对较高，例如泥鳅、蚌、螺、贝类。

（5）肉及家禽类：含钙量相对较少，但是日常生活中也是不可或缺的，比如猪肉、牛羊肉、鸡蛋、鸭蛋等。

如何利用喝牛奶补充钙？

每100ml牛奶中，大概会含有100mg的钙。空腹喝奶，牛奶在胃肠道停留的时间很短，不利于营养物质的吸收，大部分蛋白质还会被迫转为热能而浪费掉；另外，中国人乳糖不耐症的发生率相当高，这类人群空腹喝奶很容易导致腹痛、腹泻。建议人们饮用牛奶时吃些淀粉类食物，或在餐后饮用。牛奶中含有大量的钙，而且比较容易被人体吸收利用，对于儿童骨骼发育以及延缓老年人骨衰老益处很大。建议晚上临睡前一两个小时喝牛奶，临睡前补钙可以为夜间旺盛的钙代谢提供钙源，避免动用人体骨骼内存储的钙，延缓骨衰老；而且还有镇静作用。晚上喝奶不但补钙，更有助于睡眠。

含钙丰富的食物有哪些？

乳类与乳制品：牛奶、羊奶及其奶粉、乳酪、酸奶、炼乳。

豆类与豆制品：黄豆、毛豆、扁豆、蚕豆、豆腐、豆腐干、豆腐皮、豆腐乳等。

海产品：鲫鱼、鲤鱼、鲢鱼、泥鳅、虾、虾米、虾皮、螃蟹、海带、紫菜、蛤蜊等。

肉类与禽蛋：羊肉、猪脑、鸡肉、鸡蛋、鸭蛋、鹌鹑蛋、松花蛋、猪肉松等。

蔬菜类：芹菜、油菜、胡萝卜、萝卜缨、芝麻、香菜、雪里红、黑木耳、蘑菇等。

水果与干果类：柠檬、枇杷、苹果、黑枣、杏脯、橘饼、桃脯、杏仁、山楂、葡萄干、胡桃、西瓜子、南瓜子、桑椹干、花生、莲子等。

多食高蛋白食物为什么会引起钙流失？

蛋白质摄取过多反而对骨骼不利，因为过度摄入蛋白质会使人体血液酸度增加，加速骨骼中钙的溶解和尿中钙的排泄。

富含磷的食物有哪些？

猪肉、牛肉、鱼肉、动物肝脏、乳制品、大豆、禽蛋类等食物中磷的含量较高。

富含维生素D的食物有哪些？

维生素D可分为两种：维生素D_2和维生素D_3。维生素D_3主要是由人体自身合成的，人体的皮肤含有胆固醇，经阳光照射后，就转化生成了维生素D_3。所以，如果孩子能充分接受阳光的话，自身合成的维生素D_3就基本上能满足生理需要了。另外，维生素D_3还可来自动物性食物，如肝类，尤其由海产类的鱼肝中提炼的鱼肝油含量最丰富。维生素D_2来源于植物性食物、酵母、蕈类等。

影响钙吸收的因素有哪些？

（1）身体对钙的需要量：如生长发育期儿童、孕妇和哺乳期妇女对钙的需要量最大。

（2）维生素D：维生素D是促进钙吸收最重要的因素。它的活性形式是1，25-二羟维生素D_3，能促进小肠细胞合成钙结合蛋白，钙结合蛋白与钙有高度亲和力，能促进钙进入肠黏膜细胞，促进肠道钙的吸收，使血钙升高。1，25-二羟维生素D_3在促进钙吸收的同时，磷的吸收也增加。

（3）肠道内酸碱度：钙盐易溶于酸性溶液中，在pH值为3时钙呈离子化状态，吸收最好。凡是能增加肠道内酸度的因素都有利于钙的吸收，如乳酸、氨基酸等都能增加肠道对钙的吸收。

（4）食物成分：乳糖、胆盐及某些氨基酸，如赖氨酸、精氨酸、色氨酸及组氨酸等，能促进钙盐的溶解，从而增加钙的吸收。乳汁中含有乳糖及丰富的赖氨酸，使钙较易吸收。食物中的植酸盐（谷物中较多）、草酸盐（菠菜、芹菜等含量较多）、碱性磷盐、纤维素等可与钙形成不溶解的化合物，从而减少钙的吸收。脂肪中的脂肪酸与钙形成不溶性钙皂，也降低钙的吸收。

（5）食物中钙磷比例：当食物中钙磷比例为1~2∶1，即钙稍高于磷时，对钙的吸收最有利。人乳的钙磷比例为2∶1，最易吸收。

（6）激素：甲状旁腺素可促进肠钙吸收和肾小管对钙的重吸收，降钙素则抑制肠钙的吸收。影响钙吸收的激素有雌激素、生长激素、肾上腺皮质激素。其中雌激素减少是绝经期妇女缺钙的主要原因。

（7）年龄因素：钙的吸收常与年龄成反比。一般说来，年龄每增加10岁，钙的吸收率减少5%~10%，婴儿可吸收食物中50%以上的钙，儿童约吸收40%，而成年人则吸收20%左右，所以老年人常有钙吸收不良，应补充更多的钙。

怎样加工和储藏食品能减少钙的损失？

减少钙损失的合理烹调及食品储藏方法：牛奶加热时要不断搅拌，防止磷酸钙沉积锅底，减少钙的丢失；烹调蔬菜时，可以加入少量水，也可以减少钙的丢失；切菜时块越大，烹调时间越短，矿物质丢失越少，尽可能保留食物外皮（外皮中矿物质含量高）；在煮水果干或干菜时，要用原浸泡液也可减少钙的丢失；用高压锅烹煮菜品相比于用普通锅，钙的损失少，用烘、烤或微波炉加热也能保存钙及其他矿物质。罐头食品中的罐头液含有大量的钙及其他矿物质；冷冻食品最好不解冻进行烹调；尽量吃新鲜蔬菜，缩短储藏时间。

如何烹调食物以保证钙质的充分吸收？

烹调应以少盐、清淡为原则，需以少油的烹调方式为主，如蒸、煮、焯、炖。烹调过程中需注意对特殊食材的加工，以保证钙质的充分吸收。一些含草酸丰富的蔬菜如苋菜、菠菜等，在烹调前需以沸水焯一下，使所含草酸减少，从而减小对钙吸收的影响。谷类中含有的植酸酶能够分解植酸盐，从而促进钙、磷的释放，增加利用率，因此在烹调谷类食材时需注意增强植酸酶的活性。如大米、小米等可加适量温水浸泡一会儿后再洗；如豆粉、面粉、玉米粉等需添加发酵剂发酵，促使植酸水解。主动改变不良的饮食习惯和烹饪方法，如烧骨头汤时放些醋，以增加钙的吸收和利用率；含钙高的食物不宜与菠菜、茭白、竹笋、洋葱、苋菜和韭菜等含有较多草酸的蔬菜一起烧或同吃。

怎样合理配餐防治骨质疏松症？

我们可以根据《中国居民平衡膳食宝塔》的建议及要求，通过以下简单易记的"六个一"来获得平衡膳食，即每天一杯奶；一个鸡蛋；一斤左右的主食（包括谷类，薯类及杂豆）；一斤左右的蔬菜和水果；一百克左右的肉类；一两左右的大豆及坚果。应当注意，严格进行素食主义的人群容易罹患骨质疏松症。

多食豆制品对骨骼的益处有哪些？

大豆制品中的原料黄豆含钙高达每百克191mg，做成豆腐之后，还要加入卤水或石膏，能增加钙镁元素的含量。如卤水豆腐的钙含量为每百克138mg，石膏豆腐是每百克含钙116mg，远远高于肉制品。黄豆中还含有镁、维生素K和大豆异黄酮，均可有效提升钙的利用率，从而减少钙流失的风险。

海鲜类食物对骨骼的益处有哪些？

海鱼，尤其深海鱼，维生素D含量高；同时贝壳类海鲜、虾和鲑鱼等，都含有大量有助于骨骼生长的钙。

蔬菜和水果对防治骨质疏松症有什么重要作用？

蔬菜、水果不仅含有大量的钾、镁元素，可帮助维持人体的酸、碱平衡，减少钙的流失，同时其本身也含有一定量的钙元素。

饮酒对骨骼的影响有哪些？

目前大量的研究表明，长期过度饮酒对骨骼的健康不利，可减少骨量，甚至引起骨质疏松，增加骨折风险。因此，过度饮酒是减少骨量，增加骨折风险的重要危险因素之一。

骨质疏松症患者应如何饮茶？

大量喝茶或喝浓茶，茶叶中的咖啡因会使尿钙排出增多，体内出现负钙平衡。茶叶中的鞣酸会与食物中的钙、蛋白质及其他营养成分大量凝集而沉淀，使胃肠难以消化吸收。这样钙磷等矿物质、蛋白质、维生素的利用程度将减少，骨盐及骨基质形成障碍，正常的骨代谢将受到影响，骨吸收大于骨形成，日久可发生骨质疏松。骨质疏松症患者合理的饮茶原则是：清淡为好，适量为宜，饭后少饮，即泡即饮，服药不饮。

预防骨质疏松症为什么要少喝酒和咖啡？

酒对人的身体是一把双刃剑，少量饮酒有益健康，但饮酒过量可致骨质疏松是许多学者所认同的。酒精在肝内氧化成有毒的乙醛，长期大量饮酒可致肝纤维化、肝硬化；还可降低肝内羟化酶的活性，影响维生素D的代谢；直接对抗成骨细胞的作用，最终导致骨量减少，增加骨折风险。而经常喝咖啡容易增加骨质疏松的风险，因为咖啡中含有咖啡因，过量摄入后会产生轻度利尿作用，尿量增加就会增加尿钙排出，引发骨质疏松。因此，预防骨质疏松症要少喝酒和咖啡。

女性绝经后如何调整饮食防骨质疏松症？

钙、维生素D等是形成骨的重要原料，绝经女性每天钙的摄入量不应少于800mg，可以多吃牛奶、乳制品、大豆、鱼虾、海带、紫菜、黄绿色蔬菜等含钙丰富的食物；可以适量吃些动物肝脏、鱼卵、奶油、坚果、蛋黄、瘦肉等富含维生素D的食物。

多喝骨头汤就能补钙吗？

已经有许多实验证明，即使用高压锅蒸或煮2小时以上，骨头中的钙也难以融进汤里，反倒是骨髓里的脂肪大量进入汤内。因此，从补钙的角度而言，此法并不可取。

补钙时应注意少吃哪些食物？

磷多丢失钙：钙磷比例失衡是导致人们缺钙的元凶之一。正常情况下，人体内的钙：磷比例是2：1，然而，现实生活中，人们过多地摄入碳酸饮料、可乐、咖啡、汉堡包、比萨饼、小麦胚芽、动物肝脏、炸薯条等大量含磷的食物，使钙：磷比例高达1：10~20，这样，饮食中过多的磷会把体内的钙"赶"出体外。

大鱼大肉"吃"掉钙：高蛋白饮食导致钙的大量流失，也是引起骨质疏松症的原因之一。

食物中的植酸盐（谷物中较多）、草酸盐（菠菜、芹菜等含量较多）、碱性磷盐、纤维素等可与钙形成不溶解的化合物，从而减少钙的吸收。

脂肪中的脂肪酸与钙形成不溶性钙皂，也降低钙的吸收。

骨折后如何合理补充营养？

骨折早期患者一般食欲欠佳，胃肠道功能受损，这段时期最好以清淡易消化饮食为重，如蔬菜、牛奶、鱼汤、瘦肉粥等，忌烟酒、辛辣油腻的食物等。骨折中期为骨痂形成期，以补充营养，促进骨痂生长成熟为主，饮食上应适当的高营养，主要为富含蛋白质、钙质、维生素类食物，如奶制品、豆制品、瘦肉、动物内脏，以及蘑菇、黑木耳等蔬菜类食物。但还是要注意不要太油腻，也不要摄入过多而引起肥胖或其他不适。骨折晚期，为骨痂塑形期，此期没有特殊的饮食禁忌，日常普通饮食即可，如果是合并骨质疏松的中老年人，也需注意钙质的摄取。

骨折后喝骨头汤能补钙吗？

骨折患者在早期最忌油腻食物，而骨头汤由肉骨头长时间熬制，油脂太多，影响营养吸收和伤口愈合。早期患者因为伤口疼痛，大多食欲不好，如果喝太多汤，占用了胃容量，会减少其他食物的摄入。骨头汤所含钙质多为不溶性的钙盐，人体吸收差，基本达不到补钙作用。

食盐过量为什么易得骨质疏松症？

饮食中盐的摄入量是钙的排出量多寡的主要决定因素之一，盐的摄入量越多，人体排出的钙就越多。减少盐的摄入，可以减少钙的流失，相当于给身体补充了钙。英国科学家还提出了"少吃盐补钙"的说法。口味淡、少吃盐，是预防骨质疏松的方式之一，也是骨质疏松患者补钙的重要方式。

过度补钙容易造成尿路结石吗？

过度补钙会加重肾脏负担，导致结石病的发生。因为钙并非那么容易被人体吸收，如果过多摄入却不能吸收，又同时摄入草酸类物质，就可能结合后形成草酸钙结石。而草酸大量存在于各种蔬菜类食物中，例如菠菜。有些非常细小的结石结晶可以通过尿液排出，稍大一些的就可能引起肾绞痛等问题，出现疼痛和尿血，更严重的甚至会引起肾损害。

预防护理篇

◆ 什么是骨质疏松症的三级预防?

◆ 骨质疏松症为什么是一生都要预防的疾病?

◆ 哪些疾病容易引起骨质疏松症?

◆ 为什么中年女性要特别注意预防骨质疏松症?

◆ 绝经期女性如何预防骨质疏松症?

◆ ……

什么是骨质疏松症的三级预防？

骨质疏松症给患者生活带来极大不便和痛苦，治疗收效很慢，一旦骨折又可危及生命，因此要特别强调落实早期预防。

骨质疏松症的三级预防又称阶梯预防方法。它是将应纳入骨质疏松症预防的人群分成三个预防阶段，每个阶段又针对其特点有侧重地采取预防措施，达到提高预防水平，减少预防费用的目的。

一级预防：应从儿童、青少年做起。如注意合理膳食营养，多食用含钙、磷高的食品，如鱼、虾、牛奶、乳制品、鸡蛋、豆类、杂粮、绿叶蔬菜等。坚持科学的生活方式，如坚持体育锻炼，多接受日光浴；不吸烟、不饮酒、少喝咖啡、浓茶及含碳酸饮料，少吃糖及食盐，动物蛋白也不宜过多；哺乳期不宜过长，尽可能保存体内钙质。丰富钙库，将骨峰值提高到最大值是预防生命后期骨质疏松症的最佳措施。对有遗传基因的高危人群，应重点随访，早期防治。

二级预防：主要人群为中年人，特别是绝经后女性。预防的主要手段除了继续保持合理的饮食、足够的钙摄入量及适当的体育锻炼以外，应考虑使用部分药物来预防骨质疏松症。国内外学者一致认为，使用补钙剂（如葡萄糖酸钙、碳酸钙等）、钙调节剂（如维生素D、降钙素等）、雌激素（尼尔雌醇、雌三醇等）都可以有效地预防骨质疏松症。同时，要积极防治与骨质疏松症有关的疾病，如糖尿病、类风湿关节炎、甲状腺功能亢进、甲状旁腺功能亢进、慢性肝炎及肝硬化等。

三级预防：主要人群为中老年骨质疏松症患者。预防的重点是通过药物促进骨形成（如使用维生素D），抑制骨吸收（如使用雌激素、钙剂等）。通过综合方法增强体质，如适当的活动、理疗及合理的饮食等；通过调整生活状态减缓骨质疏松症的进展速度，如改善生活方式（不饮浓茶、不饮烈酒、戒烟），加强免疫功能（治疗与骨质疏松症相关的疾病），增强自我保健意识及积极进行科学干预。

总之，骨质疏松症的三级预防是一个相互关联的整体，各类人群应有侧重地进行防治，不可将三级预防分割开来，应在专业人员的指导下进行，才能取得较好的效果。

骨质疏松症为什么是一生都要预防的疾病？

一生中任何时期营养状况不良、缺乏体育锻炼，都会增加患骨质疏松症的危险性。儿童期和青春期是骨发育的关键阶段，这一阶段足量补钙是使高峰骨质达到最佳状态的必要条件。8~20岁是达到高峰骨质的关键时期，30岁骨量达最高值，称之为"骨峰值"。步入青年后期一直到中年、老年期，人体骨骼不再生长，可利用各种方式补钙来维持和巩固骨量，以预防骨质疏松。因此，预防骨质疏松要从儿童时期开始，多参加户外活动，多晒太阳；注意营养，多吃富含钙的食品，比如牛奶、虾皮、黄豆制品等。年轻时骨骼发育良好，体内的钙储备水平就高，老年以后发生骨质疏松的概率就大为降低。

哪些疾病容易引起骨质疏松症？

（1）内分泌代谢疾病：甲状旁腺功能亢进症、Cushing综合征、性腺功能减退症、甲状腺功能亢进症、垂体泌乳素瘤、糖尿病、腺垂体功能减退症等。

（2）结缔组织病：系统性红斑狼疮、类风湿关节炎、干燥综合征、皮肌炎、混合性结缔组织病等；

（3）多种慢性肾脏疾病导致的肾性骨营养不良；

（4）胃肠疾病和营养性疾病：吸收不良综合征、胃肠大部切除术后、慢性胰腺疾病、慢性肝脏疾患、蛋白质–热能营养不良症、长期静脉营养支持治疗等；

（5）血液系统疾病：白血病、淋巴瘤、多发性骨髓瘤、戈谢病和骨髓异常增殖综合征等；

（6）神经肌肉系统疾病：各种原因所致的偏瘫、截瘫、运动功能障碍、肌营养不良症、僵人综合征和肌强直综合征等；

（7）器官移植术后。

为什么中年女性要特别注意预防骨质疏松症？

女性进入围绝经期，体内雌激素水平会逐步下降，雌激素抑制骨吸收的作用减弱，故骨量丢失增加，因此需要特别注意预防骨质疏松。

绝经期女性如何预防骨质疏松症？

（1）合理饮食。多食用含钙高的食品，如鱼、虾、虾皮、海带、牛奶、乳制品、鸡蛋、豆类、芝麻、瓜子、绿叶蔬菜等。由于吸烟会影响骨峰的形成，过量饮酒也不利于骨骼的新陈代谢，喝浓咖啡则会增加尿钙排泄、影响身体对钙的吸收，摄取过多的盐亦会增加钙流失。因此，在日常生活中应该避免形成抽烟、喝酒、喝浓咖啡、高盐饮食等不良习惯。

（2）运动锻炼。进行户外运动，以及接受适量的日光照射，都有利于钙的吸收。运动中肌肉收缩直接作用于骨骼的牵拉，会有助于增加骨密度。

（3）可以考虑使用部分药物来预防骨质疏松症。如补钙剂（如葡萄糖酸钙、碳酸钙等）、钙调节剂（如维生素D、降钙素等）、雌激素（尼尔雌醇、雌三醇等）。

（4）积极检查。建议每年进行一次骨密度检查，对快速骨量减少的人群，应及早采取防治对策。此外，也要注意积极治疗与骨质疏松症有关的疾病，如糖尿病、类风湿性关节炎、脂肪泻、慢性肾炎、甲状旁腺功能亢进、甲状腺功能亢进、骨转移癌、慢性肝炎、肝硬化等。

中年男人如何预防骨质疏松症?

与绝经后女性骨量快速丢失相比,中年男性骨量丢失过程相对缓慢而且"隐蔽",因而没有得到应有的重视。雄性激素缺乏被认为是引起男性骨质疏松症的最主要原因,但男性的雄性激素不会在某一个年龄段完全停止分泌,只是随着年龄递增而逐渐下降,因此,男性是"缓慢"患上骨质疏松症的。具体地说,男性通常是从40岁左右开始出现骨量丢失和骨密度下降,如果在这之后的10年内未能给予重视和预防,那么自50岁后,骨量丢失就更为明显,容易引起老年骨质疏松症的发生。可以采用以下方法进行预防。

(1)饮食补钙。多吃含钙丰富的食品,如鱼、虾、虾皮、海带、贝类、牛奶、乳制品、鸡蛋、豆类等。

(2)低盐低糖为佳。低盐饮食可减少钙从尿中的排出,因此饮食不宜过咸,每天盐的摄入量不要超过5g;同时也不宜多吃糖,否则会影响钙质的吸收。

(3)保证充足的蛋白质摄入。蛋白质是人体组织细胞的基本单位,对骨基质的维护极为重要,如果长期低蛋白饮食就会引起骨基质中的蛋白质合成不足,导致骨密度下降,诱发骨质疏松。成人每天摄入蛋白质的量应为1.2g/kg体重为宜。

(4)戒除不良嗜好。吸烟与饮酒是导致钙流失的大敌,因此要忌烟和少饮酒。

(5)加强户外运动。有规律的运动,能够促进人体对钙的吸收和利用,还可改善肌肉灵活性,从而减少跌倒及其不良后果。尤其是那些整天坐办公室的人,哪怕能坚持每天多走一段路,多爬一次楼梯,对骨骼的健康也是有益的。运动结合补钙更能有效提高骨量,从而强健骨骼。宜参加适合自身健康状况的户外运动,如散步、打太极拳、爬楼梯、打门球、跳舞等。

(6)多晒太阳。每天晒20分钟到半小时太阳,可以促进维生素D的生成,帮助身体中钙的吸收,强化骨质。

（7）定期到医院做骨密度检查。40岁以后的男性应每年去医院接受一次骨密度检测，了解自身骨骼状况。由于骨质疏松症通常可以无声无息直到发生骨折才被发现，因此早期诊断很重要。

（8）不宜滥用药物。某些药物如泼尼松、肝素、甲氨蝶呤、甲状腺素、苯妥英钠等对骨代谢有不良影响，用药时要权衡利弊。

补充雌激素能够预防骨质疏松症吗？

围绝经期是骨量丢失的高峰期，主要原因是雌激素的减少。雌激素对骨的作用是抑制骨吸收而不是促进骨合成，一旦发生骨流失，雌激素不能使其恢复，但可稳定于开始治疗时的水平。因此，补充雌激素应早期开始，重在预防，开始治疗的时间不同，骨量维持的水平也不同。女性围绝经期开始时用雌激素治疗可以有效维持，绝经后一段时间骨量丢失达一定程度后，再开始用雌激素治疗，只能维持于其丢失后的水平。因此使用雌激素预防骨质疏松症应越早越好，<50岁是使用补充雌激素的合理年龄。

如何预防老年人摔跤？

参加合适的运动和平衡练习；定期检查视力；改善居家环境，确保房屋灯光要足够亮；注意电器的摆设，避免电源线成为绊脚石；不要勉强去拿够不着的东西；浴室要铺防滑垫，浴缸和马桶边上要装上扶手。

为什么老年人摔跤容易骨折？

造成老年人发生骨折有两个基本因素，一是因为骨强度下降，股骨颈部位骨小梁变细，数量减小甚至消失，加之股骨颈上区滋养血管孔密布，均可使股骨颈生物力学结构削弱，使股骨颈脆弱。二是老年人髋周肌群退变，反应迟钝，不能有效地抵消髋部有害应力，加之髋部受到的应力较大（体重的2~6倍），局部应力复杂多变，不需要多大的暴力，如平地滑倒、床上跌下，或下肢突然扭转，甚至在无明显外伤的情况下都可以发生骨折。

偏瘦的老年人为何要当心骨质疏松症？

这是因为偏胖的人由于要承受身体的重量，骨骼平时就得到了一定的锻炼，而偏瘦者体重偏轻，如果再加上缺乏锻炼、喜欢抽烟喝酒，发生骨质疏松症的概率就会大大增加。

老年人骨折后为什么不宜长期卧床？

正常50岁以上的成年人，每年骨丢失量小于1%，但卧床一周，丢失骨量即可大于1%，以后骨量丢失速度稍变慢，3~4个月后可丧失全身骨量的20%。所以骨折后，久卧床上易致骨质疏松症，应边治疗边活动。

身体较虚弱的患者可由他人进行全身肌肉按摩，主要采用捏拿肌肉的方法，刺激肌肉收缩。被动活动四肢关节，刺激骨骼，减少骨量的丢失。肌肉按摩每日2次，每次以患者不出现疲劳感为度。身体状况相对较好的患者可以进行主动肌肉收缩（使肌肉用力），主动的关节活动（包括四肢所有关节），可以减少骨量丢失，防止关节粘连而出现功能障碍。而身体状况较好的患者可在床头系一布带，患者双手牵拉布带，双下肢蹬住床头。每日3~4次，每次10~20下。病情允许的卧床患者可做仰卧起坐，以及腰背肌的功能锻炼等。如果病情允许，可以早期扶拐下地行走。

得了骨质疏松症如何预防骨折？

对患有骨质疏松的老年人，日常生活防护对预防骨折起重要作用，如上厕所、起床、洗澡等要站稳后才移步，提高动作的协调性。上下楼梯、乘公共汽车要扶着扶手。地板不宜过湿，穿舒适而防滑的鞋，以防地板打滑引起跌倒。高龄骨质疏松患者应减少到人群聚集的地方，以减少碰撞。对步态不稳、下肢肌力较差的老年人备有拐杖辅助。平时注意保持良好的姿势，避免负重，必要时使用腰围，有利于预防椎体骨折的发生。老年人若无严重的慢性病、行动障碍，可适当参加户外群体活动，运动应量力而行，循序渐进，如散步、慢跑、太极拳等。户外活动可使人开阔胸怀，呼吸到新鲜空气，日光照射皮肤有利于体内维生素D的合成和钙的吸收。外出运动最好结伴同行，如遇有跌倒危险时可相互提醒。居住环境应适合老年人的特点，室内灯光明亮，光线分布均匀，地板平坦，使用防滑地砖，避免碰撞、滑倒。物品摆设不宜太高，方便取放。卫生间设坐厕并安置扶手，床的高低也要考虑到方便老年人，避免因居住环境因素导致跌倒。

骨质疏松症患者骨折后应如何护理？

（1）加强功能锻炼：因患者长期卧床，缺乏活动，很容易发生关节僵硬和肌肉萎缩，因此帮助患者在床上进行适当的活动，或鼓励患者主动活动非常重要。主要活动非固定关节、股四头肌、腰背肌等，以促进血液循环，维持肌张力，保持关节活动，防止发生萎缩、粘连和僵硬。

（2）科学的膳食安排：多吃些营养价值高的蛋白质食物和含钙高的食物，如：奶、瘦肉、鱼虾、豆制品等，还要多吃些高维生素、高纤维素的食物，如：新鲜蔬菜、水果等。

（3）适当多晒太阳，保持屋内空气流通，新鲜。

（4）预防压疮的护理：勤翻身，避免局部长期受压；勤洗勤换，避免局部刺激；定时擦澡，保持皮肤清洁、滋润。

（5）预防肺炎的护理：因骨质疏松性骨折需要长期卧床治疗的患者，肺炎是最为严重的并发症之一，病死率较高。

（6）预防泌尿系感染的护理：泌尿系感染是卧床患者常见并发症之一，保持患者尿道外口的清洁，勤换洗内裤，特别是女性患者每天清洗阴部更为重要；多饮水，对排尿不畅的患者，每天多饮水，以清除细菌及排除毒素，并随时观察尿液的性质、尿量、排尿次数及体温的变化。

什么样的环境适宜骨质疏松症患者居住？

周围环境安静，阳光充足，空气新鲜。

为什么类风湿关节炎性骨质疏松症患者要避风寒？

因风寒会加重患者局部疼痛。

骨质疏松症患者需要静养吗？

不需要静养，适当的运动能提高骨密度，同时可提高肌肉力量，防止跌倒。

如何补钙可预防骨质疏松症？

我国营养学会建议：成人每日摄取800mg元素钙是获得理想骨峰值、维持骨骼健康的适宜剂量，如果饮食中钙供给不足可选用钙剂补充；绝经后女性以及老年人每日钙摄取推荐量为1000mg。目前膳食营养调查显示我国老年人平均每日从饮食中获取元素钙约400mg，故平均每日应补充元素钙500~600mg。补钙的同时注意维生素D的补充，以促进钙的吸收。

含钙高的食物不宜与哪些蔬菜一起吃？

钙易和草酸结合形成草酸钙，而草酸钙是不能被人体吸收的，从而达不到补钙的目的，甚至由于草酸钙的沉积可能诱发各种脏器的结石病症，比如肾结石、胆结石。因此含草酸比较多的食物不宜与含钙高的食物一起食用。含草酸较多的蔬菜：菠菜、甜菜、芹菜、青椒、香菜及甘蓝菜科的蔬菜等等。

多吃钙制品就能补钙吗？

不完全对，补钙的同时注意维生素D的补充，以促进钙吸收。

晒太阳可以预防骨质疏松吗？

晒太阳可以预防骨质疏松。阳光中的紫外线能促进皮肤中的7-脱氢胆固醇生成维生素D，再经肝和肾中羟化酶的作用生成活性维生素D。活性维生素D可促进肠道对钙、磷吸收，促进骨的形成，有防治骨质疏松的作用。

每天最好有20~30分钟晒太阳，接收紫外线。其中夏季宜在上午8~10时及下午4~5时晒太阳，正午烈日当空不宜晒太阳。

锻炼身体对防治骨质疏松症很重要吗？

在人的一生中，骨都处在一个动态变化的过程中，它能对人体内外的各种刺激做出相应的反应，而其中非常重要的一项影响因素就是骨骼所受的机械载荷。我们平时锻炼，自身和肌肉拉伸会对骨骼产生一定的机械力，这些都是骨骼所受的机械载荷。研究表明，骨具有功能适应性，骨骼中的细胞具有力学敏感性，它们能感受施加于骨骼的力学改变，调控骨形成和骨吸收，对自身不断进行改建和重塑，实现以最小的骨量达到最大的骨强度。当骨骼受到较大的机械应力比如运动时，为了抵抗骨折，骨量就会增加，骨骼变得强壮；而在卧床的情况下，骨骼受的机械应力变小，骨骼不需要变强壮，骨量就会丢失降低，出现骨质疏松。机械应力应变是骨骼构建与重塑的基本动因，骨骼的结构和质量会适应机械因素发生相应的变化，而运动锻炼是我们平时可以对骨骼施加的有效的机械作用。大量研究表明，运动锻炼不仅是骨矿化和骨形成的基本条件，而且能促进性激素分泌、调节全身代谢状态，明显地改善肌肉神经功能、促进骨和肌肉的合成代谢和重建、增强骨强度和肌肉强度，从而减少骨量丢失，达到预防和治疗骨质疏松的目的。此外，坚持适当的体育锻炼有助于改善和提高肌腱和韧带的顺应性、延伸性和柔软性，提高平衡能力和灵敏能力，从而预防或减少跌倒的机会，降低骨质疏松性骨折的发生率。

骨质疏松症并发股骨颈骨折者如何运动？

股骨颈骨折术后早期，可指导患者在床上进行髋膝关节屈伸练习，髋关节内收外旋练习，注意屈髋角度逐渐增加，但应小于90°，保持术侧髋关节外展位。4周后根据功能恢复情况，可扶双拐下地练习步行，同时注意全身其他关节、肌肉的运动、锻炼。股骨颈骨折术后中期（术后8周至3个月），重点训练髋关节伸展、直腿抬高和单腿平衡练习。每日10~15次，每次1~2分钟，直至患肢能单腿站立。术后使用双拐6周后改用单拐4周。嘱患者活动量不能过大，坚持锻炼，方法正确，保持术侧髋关节外展位，屈髋小于90°。

股骨颈骨折愈合后如何进行康复锻炼？

股骨颈骨折愈合后，拆除外固定（3个月后），如无疼痛、跛行，可弃拐杖，可从事日常家务劳动。做到三不：不盘腿，不负重，不侧卧。四避免：避免重体力活动和奔跑等髋关节大范围剧烈活动的项目；避免在髋关节内收、内旋位时从座位上站起；避免在双膝并拢双足分开的情况下，身体向术侧倾斜取物，接电话等；避免在不平整或光滑的路面上行走。

骨质疏松症并发桡骨远端骨折者如何进行运动锻炼？

骨折早期，即1~2周内，可屈伸肘关节及肩关节活动，也可做指间关节和掌指关节的屈曲和伸展动作，不要做拇指的伸直、外展以及握拳动作。骨折2周后，可做腕掌尺侧运动。一般3周后，外固定尚未去除，可在别人帮助下做握拳锻炼，但不可做腕关节的旋转运动。骨折4~6周后，外固定去除，可进行腕关节的屈伸及前臂的旋转锻炼。以后根据个人的承受能力，逐步加大活动范围及活动时间。

骨质疏松症患者如何预防脊柱压缩性骨折？

（1）尽量减少骨量的丢失，维持骨量，使骨质疏松症病情稳定。要达到这个目的，就必须要持之以恒地补钙，保证每天摄取足量钙。同时进行体育锻炼，有计划地安排运动时间和运动方法，还要多晒太阳，接受紫外线照射，促进钙的吸收。

（2）加强肌肉的功能锻炼，尤其是腰背肌肉功能锻炼，采取"拱桥"式或"飞燕"式锻炼方法，坚强的腰背肌有助于防止胸椎或腰椎压缩性骨折。

（3）减少外伤的机会，出门行走、乘车时，要防止胸、腰椎受到外伤。

（4）保护胸、腰椎椎体。严重的骨质疏松症患者，要卧硬板床，必要时佩戴腰围，保护胸、腰椎椎体。

胸腰椎压缩性骨折患者需要做腰背肌功能锻炼吗？

腰背肌锻炼可防止骨质疏松的发生，经过锻炼，可使腰背肌的力量增强，同时增加脊柱的稳定性，减少脊柱退变的发生，起到避免遗留慢性腰背部的疼痛和畸形的作用。

骨质疏松性胸腰椎压缩性骨折者如何进行运动锻炼？

急性期原则上应卧床休息1~2周，在床上进行膝关节、肩关节、肘关节等四肢关节运动。2~4周后可根据病情进行腰背肌功能锻炼。

怎样锻炼能增加腰背肌的力量呢？

腰背肌锻炼的次数和强度要因人而异，每天可练十余次至百余次，分3~5组完成。应当循序渐进，每天逐渐增加锻炼量。如锻炼后次日感到腰部酸痛、不适、发僵等，应适当地减少锻炼的强度和频度，或停止锻炼，以免加重症状。锻炼时也不要突然用力过猛，以防因锻炼腰肌而扭了腰。如果已经有腰部酸痛、发僵、不适等症状时，应当停止或减少腰背肌锻炼。在腰腿痛急性发作时应当及时休息，停止练习，否则，可能使原有症状加重。锻炼时可以俯卧床上，去枕，双手背后，用力挺胸抬头，使头胸离开床面，同时膝关节伸直，两大腿用力向后也离开床面，持续3~5秒，然后肌肉放松休息3~5秒为一个周期，这种方法俗称"燕飞"或"小燕飞"。对于腰肌力量较弱或者肥胖的人士来说，上述方法比较费力，可以采用"五点支撑"的方法锻炼，仰卧在床上，去枕屈膝，双肘部及背部顶住床，腹部及臀部向上抬起，依靠肩部、双肘部和双脚这五点支撑起整个身体的重量，持续3~5秒，然后腰部肌肉放松，放下臀部休息3~5秒为一个周期。大家可以根据自己的实际情况，选择适合自己的方法进行锻炼。

骨质疏松症患者如何锻炼腰背部肌肉？

运动的方法是：立正姿势，足尖慢慢踮起，足跟抬高，挺胸抬头，然后足跟向下着地，反复锻炼并逐渐增加运动量和用力程度。经过一段时间之后，可在双手提起几公斤重物的情况下反复做上述运动。这样有利于锻炼腰背部肌肉，预防驼背。

骨质疏松症患者如何进行床上操锻炼身体？

（1）握力训练：仰卧或坐位，一双手握拳并保持9秒，四指伸展放松5秒，为1组动作，20组为1次。

（2）上肢外展等长收缩运动：俯卧，伸展躯干，双臂呈"一"字打开，掌心向下，上肢、头和躯体同时抬离床面并保持9秒，有控制地放下并放松5秒，为1组动作，20组为1次；坐姿，双上肢外展，在头顶上方双手交叉放于脑后枕骨处，头颈直立位，两肘用力内收并保持9秒，放松5秒为1组动作，20组为1次。

（3）躯干伸肌过伸等长收缩运动：患者俯卧，头转向一侧，双上肢微外展置于身体两侧，双下肢伸直并拢，双上肢用力后伸，头与背部尽力后仰，上身躯体与双腿同时向后过伸，全身翘起，仅让腹部为支撑点。形成飞燕姿势并保持9秒，有控制地放下并放松5秒为1组动作，20组为1次。

（4）下肢后伸等长收缩运动：患者俯卧，头偏向一侧，双手握空心拳置于同侧的腹股沟处，左下肢抬离床面（腹股沟不能抬离拳头），尽量上抬并保持9秒，有控制地放下并放松5秒；换右腿做以上动作，为1组动作，20组为1次。双下肢同时抬离床面，尽量上抬并保持9秒，有控制地放下并放松5秒，为1组动作，20组为1次。

（5）股四头肌、股二头肌等长收缩运动：双手在体后支撑，双腿向前伸直并拢，先左腿伸直，尽量上抬并保持9秒，有控制地放下还原成预备姿势并放松5秒；换右腿做以上动作，为1组动作，20组为1次。

运动是如何强健筋骨的？

运动中重量训练不仅提供骨骼的适当压力，以保持和增加骨骼中矿物质的含量，同时还可以增加肌肉的力量，让中老年人更不容易跌倒，减少发生骨折等意外伤害。若是不喜欢重量训练，可选择其他适当的负重运动如慢跑、骑脚踏车、散步、做体操、站立或健步行走等。如果每日累计2~3小时的站立与步行，则可防止骨骼的钙流失，尤其是户外运动可以让人体经由阳光照射自动合成维生素D，将有助于钙质的吸收。

选择什么样的运动才有利于骨骼健康？

对于青少年来讲，在条件许可下可以选择更多类似跳跃攀爬类等的力量训练和球类的负重锻炼。

对于老年人来讲，可选择适合自身强度的负重运动，包括跳舞、自行车、划船、远足等，或者是类似板球、网球等球类运动，结合抗阻力运动能有效保护腰椎、股骨、髋关节等处的骨量，预防骨丢失。而一些非负重的有氧运动，尽管相比负重锻炼对骨骼刺激要小，但同样能起到维持骨量的作用。比如太极，在运动时要以腰为轴带动四肢，动作变换维持身体重心，长期练习能帮助腰部和股骨颈部位积累矿物质，使腰椎和股骨的健康状况得到改善。长期坚持这些运动还能增加关节的活动度，提高肌力，增强身体的协调性和平衡力。

防治骨质疏松症的锻炼方法有哪些？

（1）有氧运动：包括走路、奔跑、有氧操、跳舞、骑车、球类运动、体操等。该项运动能产生多方面的张力作用于整个骨结构，因而能最有效地增加骨强度。

（2）力量训练运动：举重在各种类型的运动当中，是最具保护意义的。负重和抗阻训练可以帮助骨重建，是治疗和预防骨质疏松症的重要措施之一。

（3）抗阻训练：训练时应包括全身主要的肌群，这样才能作用到四肢。以下是一组推荐的运动及其所作用的肌群。伸髋：臀肌、腘绳肌、后背肌群；伸腰：后背肌群；伸腿：股四头肌；压腿：臀肌、股四头肌、腘绳肌；后拉：背阔肌、肩部、斜方肌、腹肌；划船样动作：背阔肌、肩部、肱二头肌；双臂交叉：胸部和肩部；弯臂飞鸟样动作：肩部；压脚：胸部、肩部和肱三头肌。

有氧运动对防治骨质疏松症有何益处？

有氧运动指的是不剧烈、有节奏、较长时间及大肌肉的运动，如快走、慢跑、爬山、跳舞、骑自行车、打太极拳等均属于有氧运动。有氧运动可以提高心肺代谢功能以及神经、肌肉、内分泌的功能，从整体能力上改善肌肉、骨骼的基本功能水平，维持增加骨量。走路、跑步等都可刺激骨骼，牵拉肌肉，有助于维持或增加骨质密度，减缓骨质疏松症的发生。

跳跃运动对骨质疏松症有什么益处？

跳跃运动时，不仅加速了全身的血液循环，而且地面的冲击力更可激发骨质的形成。然而对于已患了骨质疏松症的人，不建议做跳跃运动。

负重运动如何刺激身体造骨？

在众多运动中，负重运动对防止骨质流失有着切实的帮助。在负重运动中，由于对骨骼持续施加压力作用，使之产生"对抗"反应，从而可以减缓骨质流失、促进钙质回流，刺激新骨形成。

骨质疏松症患者如何掌握运动量？

骨质疏松症患者在进行运动锻炼时一定要量力而行、循序渐进、过犹不及，运动量过大会造成人体的损伤，甚至发生骨折。一般来说，运动后，如果自我感觉良好，精神舒畅，即使稍微有疲劳感，但休息后能很快恢复，说明运动量比较合适。如果运动后精神状态比较差，有明显的疲劳感、乏力，而且休息后症状未见明显缓解，说明运动量过大，应及时进行调整。另外，可根据心率判断运动量，老年骨质疏松患者，建议运动心率以最大心率的60%~70%为宜。

骨质疏松症患者如何控制运动时间？

不管是何种类型的训练，患者应该根据自身的情况控制运动强度，以能改善心肺功能为基本标准。患者应至少在中等强度上每次锻炼15~20分钟，每周3~4次。有相当一部分骨质疏松症患者一生中习惯久坐，这类患者刚开始训练时，可选择持续时间短、强度低的运动，如以每天锻炼15分钟开始，逐渐每隔1次增加1分钟，直至达到既定目标。也可以把每次的训练分隔成几段来完成。不要盲目加大运动量，否则不容易坚持下去。

骨质疏松症患者不宜进行哪些运动？

骨质疏松症患者应避免下列运动：①冲击性强的运动，如跳跃、快跑。这类运动会增加脊柱和下肢末端的压力，使脆弱的骨骼发生骨折。②需要前后弯腰的运动，如仰卧起坐、划船等。

骨质疏松症患者为何不宜静养？

老年人发生骨质疏松性骨折后，如静养、长期卧床，除可引起压疮等局部并发症外，还可发生脂肪栓塞综合征、坠积性肺炎、泌尿系统感染等多种并发症，而且卧床期间骨丢失加速，骨质疏松加重，极易再次发生骨折。因此最好在骨折早期就开始进行肌肉的主动和被动性锻炼，活动一下未固定的关节，并尽可能减少卧床时间，这样才能尽快恢复功能，有效防止并发症。这是因为，骨骼中骨质的产生与生长，除了归因于营养的补充，与人体自身的刺激也很有关系。如果骨质疏松患者长时间卧床休息，缺乏必要的体育锻炼，骨骼强度不但不会因为休息而得到增强，反而会因为得不到运动刺激而加剧骨基质和矿物质的分解和流失，导致骨质疏松的病情更为严重。

骨质疏松症患者如何打太极拳？

太极拳运动能量消耗低，运动强度不大，是老年人最佳的运动选择。长期太极拳运动能使肌肉丰满，增强平衡能力，延缓骨质疏松症的发生，对保持关节灵活性和韧带的柔韧性都极为有利。建议每日进行太极拳运动，要求躯干、四肢运动舒展到位，运动量以能够适应为原则。建议每次运动30~60分钟，每周3~4次。

老年骨质疏松症患者应如何运动？

对老年骨质疏松症患者比较有意义的锻炼方法是散步、打太极拳、做各种运动操，有条件的话可以进行游泳锻炼。晒太阳与运动锻炼可以同时进行，刚开始时间短一些，然后慢慢增加，延长锻炼时间，要量力而行，循序渐进。

需要注意的是，老年骨质疏松患者突然进行剧烈运动，可能出现腰肌、脊柱内韧带损伤，增加跌倒、骨折风险，同时增加心肺功能负担，因此不要运动过猛。

有骨关节病的老年骨质疏松症患者如何运动？

维持各主要关节的活动度、保持肌力、防止肌肉萎缩是非常重要的，但是对骨质疏松和骨关节炎患者一定要给予正确的运动指导，防止造成骨折和加重骨关节炎。对于脊柱退行性关节炎患者不能盲目强调腰背肌锻炼，要防止骨折和加重神经损伤。对于疼痛明显的患者应当相对卧床休息，但应该在不同的体位和角度进行无痛范围的等长收缩运动，防止肌肉萎缩，并保持肌肉的收缩能力。应用关节被动运动和关节松动术保持和/或恢复脊柱和四肢关节的生理运动范围，同时也可以减轻疼痛。一旦疼痛减轻，即可加强户外活动。